Femme, maternité et préjudices sociétaux

Points de vue
Collection dirigée par Denis Pryen

Dernières parutions

Clotaire SAULET SURUNGBA, *La centrafricanité, antidote à la crise*, 2018.
Jean Clair MATONDO, *Congo. Toujours les mêmes*, 2018.
SHANDA TONME, SINDJOUN POKAM, Thomas TCHATCHOUA & Anselme NZOKO, *L'Université des Montagnes poursuit son chemin*, 2018.
SHANDA TONME, *L'obsession du complot bamiléké. Ma rencontre avec Jean Fochivé. Mémoire des années de braise au Cameroun. Fragments d'autobiographie politique*, 2018.
Salah EL GHARBI, *La « Cause palestinienne », cette malédiction arabe*, 2018.
Venant Fali NGALIKPIMA, *Cinquante-six ans après, que reste-t-il de Patrice Emery Lumumba ?*, 2017.
Flory E. KABONGO KAPENDA, L'échec du paradigme de l'État moderne en RDC Le projet d'un pacte social, 2017.
Augustin RAMAZANI BISHWENDE, *La démocratie doit s'inventer en Afrique*, 2017.
Augustin RAMAZANI BISHWENDE, *Le Kivu balkanisé, Miroir d'une mondialisation mafieuse*, 2017.
Paulin HOUNSOUNON-TOLIN, *Droits de l'homme et droits de la femme, Regard historique, philosophique et politique ou évidence d'une secondarité, Nouvelle édition*, 2017.
Alphonse NDJATE OMANYONDO N'KOY, *L'audace congolaise. Perspectives à partir de l'élection de 2006 en RDC*, 2017.
Laurent LWANGA FALAY, *La pensée du philosophe Kä Mana. Redynamiser l'imaginaire africain*, 2017.
Noël Bertrand BOUNDZANGA, *Le Gabon, une démocratie meurtrière*, 2016.
Paulin HOUNSOUNON-TOLIN, *Droits de l'homme et droits de la femme, Regard historique, philosophique et politique ou évidence d'une secondarité*, 2016
Donatien ROBÉ et Serge BLAFOND, *Le forfait sanitaire au secours de la couverture maladie universelle en Côte D'Ivoire*, 2016
Miki KASONGO, *Le non-progrès de l'Afrique, Étude d'une responsabilité partagée*, 2016
Fugain Dreyfus ENJEGANDEYO YEPOUSSA, *Plaidoyer pour la paix en Centrafrique* ,2016
Almamy Mamadou WANE, *La cuisine françafricaine. Quand le poétique rejoint le politique*, 2016.
Jean-Joseph ATANGANA, *Nelson Mandela, L'Étoile du Sud*, 2015.

SHANDA TONME

Femme, maternité et préjudices sociétaux

Anthropologie des souffrances féminines

Segments d'autobiographie

L'Harmattan

5-7, rue de l'Ecole-Polytechnique, 75005 Paris

http://www.editions-harmattan.fr

ISBN : 978-2-343-16362-8
EAN : 9782343163628

DU MÊME AUTEUR

AUX ÉDITIONS L'HARMATTAN, Paris

1- Le Crépuscule sombre de la fin d'un siècle tourmenté, juillet 2008

2- L'Orée d'un nouveau siècle, juillet 2008

3- Pensée unique et diplomatie de guerre, juillet 2008

4- Ces dinosaures politiques qui bouchent l'horizon de l'Afrique, juillet 2008

5- Repenser la diplomatie, juillet 2008

6- Réflexion sur l'universalisme, juillet 2008

7- Avancez, ne nous attendez pas. *Le constat amer d'un intellectuel africain*, juillet 2008

8- Droits de l'Homme et droits des peuples dans les relations internationales, juillet 2008

9- Afrique, l'inéluctable effondrement des dictatures, octobre 2008

10- Autopsie de la décrépitude de l'intelligentsia camerounaise, novembre 2008

11- Un Africain au musée des arts premiers, décembre 2008

12- Coexistence contentieuse entre les nations, janvier 2009

13- La politique africaine de la France en question, janvier 2009

14- Réflexion sur les crises de la société camerounaise, janvier 2009

15- L'Afrique et la mondialisation, février 2009

16- La crise de l'intelligentsia africaine, janvier 2009

17- Pouvoir politique et autoritarisme en Afrique, mars 2009

18- Mémoires d'un diplomate africain, avril 2009

19- Réflexion sur l'état du monde, mai 2009

20- La France a-t-elle commis un génocide au Cameroun ? juillet 2009

21- Jeux et enjeux des États dans l'ordonnancement géostratégique planétaire, juillet 2009

22- Les tribulations d'un étudiant africain à Paris, septembre 2009

23- Fondements culturels du retard de l'Afrique noire, septembre 2009

24- Et si l'Occident n'était pas responsable des problèmes de l'Afrique ?, novembre 2009

25- Analyses circonstanciées des relations internationales, avril 2010

26- Le rêve américain d'un enfant d'Afrique, juillet 2010

27- Le système des organisations internationales non gouvernementales. *Émergence d'un droit international spécifique*, décembre 2010

28- L'impossible paix mondiale, avril 2011

29- Les chemins de l'immigration, *La France ou rien,* octobre 2011

30- La malédiction de l'Afrique noire. *De la négritude à la négrocratie,* novembre 2011

31- La presse en accusation. *Soupçons sur un pouvoir au-dessus de tous les pouvoirs,* septembre 2014

32- Conflits d'éthiques et crises des relations internationales, février 2015

33- Tourments de polygamie. *Un enfant de sa mère*, février 2015

34- J'ai compris Yves Michel Fotso, *Un testament pour la postérité, octobre 2016*

35- Un diplomate au service de l'archevêque, *À la mémoire de Monseigneur Jean Zoa, du Père Urs Egli et de Monseigneur André Wouking, octobre 2016*

36- Pour Yves Michel Fotso, Je plaide, *Au nom de la vérité et de la crainte de Dieu, decembre 2016*

37- Typologie des démocraties sauvages, *Dieu a-t-il puni les Noirs ? mai 2017*

38- Réformer la gouvernance mondiale, *novembre 2017*

39- L'obsession du complot bamiléké, Ma rencontre avec Jean Fochivé, *Mémoire des années de braise au Cameroun, Fragments d'autobiographie politique, juin 2018*

AUX ÉDITIONS EDILIVRE, Paris

1- Les truands de la galaxie humanitaire. *De la pitié à l'escroquerie,* 26 février 2013

2- Espoirs et désespoirs des nations, 21 mars 2013

3- Une bouleversante idylle en Noir et Blanc, 29 avril 2013

4- Je suis un esclave et mon maître est un Noir, 19 juin 2013

5- Violences et guerres comme instruments des systèmes de gouvernance, 20 juin 2013

6- Le nouvel ordre moral du monde, 30 juillet 2013

7- L'Afrique noire est foutue, 10 octobre 2013

8- Vérités d'Etat et vérités du peuple, 6 août 2014

AUX ÉDITIONS DU SCHABEL, Yaoundé

1- Destin de battant : De la misère aux hautes sphères, août 2015

2- Les convictions d'un intellectuel engagé, *Vérités sur le Cameroun, l'Afrique et le Monde*, 2015

3- Opération épervier, Voici les particularités du cas Yves Michel Fotso, 2017

- *En témoignage de remerciements
  et de reconnaissance
  à mon épouse* **NDJATIE NGONGANG
  DOROTHÉE**

- *En célébration des femmes inoubliables
  WINNIE MASIKELA MANDELA
  INDIRA GANDHI
  GOLDA MEIR
  ANGELA DAVIS
  ELLEN JOHNSON SIRLEAF
  BENAZIR BUTHO
  MIRIAM MAKEBA
  MARTHE OUANDIE
  ELISABETH TANKEU
  SIMONE WEIL
  NDJOMO SARA
  TCHITCHUI ELISABETH
  AHED TAMMI*

- ***En témoignage de soutien et de solidarité à toutes les femmes du monde martyrisées, opprimées, maltraitées, maintenues dans la condition d'esclave et humiliées.***

Introduction

Lorsque l'on finit de s'intéresser au sort du monde, de spéculer sur le destin des nations et de construire des hypothèses les unes les plus absurdes et les plus effrayantes que les autres sur la conduite des nations et l'agencement des rapports de force guerriers, il doit relever d'un devoir presque divin de s'interroger sur le sens de la maternité. La maternité c'est en fait l'humanité tout court, et l'humanité, c'est la vie en plus simple, la vie depuis sa source, et c'est de cette source que se construit le regard sur le destin social de chacun des genres humains.

Le tort des grands penseurs, c'est justement de trop se confiner dans leur monde immédiat, celui de leur perception et de leurs analyses selon les domaines de prédilection, de spécialisation, selon leurs préoccupations et la formulation de leurs thèses, antithèses et hypothèses de ce qui est ou devrait être. Pendant ce temps, il y a peu d'empressement pour ce qui, au plus près de nous, au plus près de nos subtilités, brutalités et pensées, mérite que les intelligences fertiles et justes s'y attardent, passe pour une routine sans urgence de soins.

Peut-être qu'ai-je moi-même pris la décision un peu tardivement, pour une si importante question, de me lever et de délivrer un message. Je suis en retard sans l'être, parce que l'humanité est ce qui reste et restera, et la maternité est ce qui la fonde et continuera de la fonder. C'est donc quelque chose qui aurait dû rentrer dans mes soucis depuis l'enfance, une enfance de ces quartiers où l'on grandit en côtoyant l'autre vie, la vie des réalités insoutenables et enchantées à la fois, la vie des humains qui doivent lutter chaque jour pour s'assurer de continuer à respirer et à exister le jour suivant. Au fond, je ne veux pas me reprocher aussi vertement sans appeler au secours ceux qui ont pris l'habitude de fréquenter mes œuvres, et qui savent combien je tiens à la cohérence de mes opinions et de mes engagements. De ces engagements et positions, personne ne doute plus que ceux-ci soient toujours pour des causes nobles, pour le triomphe de la justice, et afin que ma porte soit, pour le plus grand nombre des exclus et des abusés, la porte de salut, la porte vers laquelle tous les exclus et frustrés sont accueillis quand toutes les autres portes leur sont fermées.

En me remettant en cause, en faisant l'inventaire de ma contribution ou de mes contributions sociales, j'ai eu le sentiment que quelque chose de sérieux et d'extrême diligence manquait cruellement à mon catalogue. La carence, s'il faut que je le prenne ainsi, résulte simplement de ce que je sais de mon épouse, de la mère sublime de mes enfants, et pour l'avoir vue traverser des ponts, vivre des moments incertains et franchir des rivières de doute, parce qu'elle oscillait entre une joie de donner la vie, et un risque de plonger dans les ténèbres de la mort. Mais en même temps, la haute conscience des images brutales, infâmes et troublantes reçues du monde, du monde entier et de toutes les civilisations, m'a convaincu qu'au-delà des œuvres, il y a encore des œuvres, qu'au-delà des réalisations intellectuelles et scientifiques, il y a encore d'autres réalisations intellectuelles et scientifiques, celles-là plus morales et plus libératrices en termes de charge d'honnêteté, de compassion et de solidarité.

Je veux donc très dignement faire œuvre plus utile, livrer de mon cœur et de mon esprit comme une chair attendrie préparée pour la bête, l'écriture de la vie, le récit le plus visible, le plus consensuel. Je veux en somme enfourcher une autre trompette, une trompette forte par sa portée et sa signification. Je veux, en ramenant tout ce qui attend encore dans ma conscience à ces images de la femme donnant la vie, à ces images pour le respect desquelles chaque homme devrait avoir le courage et l'humilité forte de construire une certaine éthique, exposer à la fois la femme et crier au plus haut et à plus haute voix, sur ce qu'elle endure. Il faudra me lire, et valider une fois pour toutes que j'ai récité la leçon de vie, la leçon de l'humanité, la leçon enfin de la natalité, leçon par laquelle ou avec laquelle tous les malades mentaux et tous les déséquilibrés, de tous les stades de gravité, devraient s'aider pour se bâtir en eux-mêmes, des freins solides permettant d'éviter d'exercer des violences sur une femme.

C'est beau, notre monde, quand on voit les mannequins défiler, les gamins souriants, les catalogues de belles créatures et de beaux gosses vantant les dernières créations des couturiers, les sportifs fêter leurs victoires et les artistes déployer leur génie. D'une cour d'école où les gamins en bas âge courent, bavardent, jouent et se tiennent, on ressort content de voir un monde si positif et si ouvert, si égayé. On oublie alors souvent, emporté par la routine de ce qui est du présent et de ce qui est positif ou ostensiblement éclatant, que l'espèce est d'abord le produit d'une maternité, sensation et expression, à la fois, des diverses ébullitions de la femme, la mère, la mère comme un arbre qui délivre par intermittence des fruits pour notre confort gastronomique. Ainsi sait-on seulement que l'homme naît de la façon la plus naturelle, d'une grossesse et d'un accouchement, d'un miracle maternel porté par un couple, mais mieux d'une attention toute particulière, surtout maternelle.

Mais si seulement tout cela était sans peine, si tout cela était sans risque, si cela était complètement automatisé et assuré !

En revisitant mon histoire personnelle, c'est-à-dire ma peur, ma pitié, ma solidarité, mon amour et ma compassion face à la problématique de l'accouchement de mon épouse, j'ai pensé qu'exposer ces moments difficiles et délicats réveillerait les consciences. Parler, raconter, montrer et montrer encore en contant, donnerait au moins à comprendre à quelques fous qui transforment leur chambre à coucher et salon en ring de boxe contre la mère de leurs enfants, que le crime auquel ils se livrent, est l'un des plus odieux qui contrarient la survie de l'humanité, et perpétuent une des pires barbaries qui puissent exister.

I

C’est la femme qui fait l’Homme

Je sortais de cette enfance presque terrible, et je revenais de ce périple presque incroyable. J'avais fait ma part de tour du monde, après avoir vécu les réalités de l'arrière de mon pays, de la profondeur de ces quartiers populeux et bruyants, de Deido, de New Bell et de Bépanda. J'étais l'espoir de toute une famille, mais j'étais aussi le symbole et l'instrument de vengeance des enfants de ces familles pauvres ou trop modestes qui contemplent les gens bien de chez eux monter et descendre avec la rançon du pouvoir et de l'influence sociale.

Lorsque mon père m'écrivait, c'était bien souvent avec des accents de crainte de me voir oublier certains de ses plus éloquents et pressants conseils. L'homme m'avait pratiquement confié les clés de son testament dès mon jeune âge, convaincu qu'il était, que je représentais son meilleur et sans doute son seul espoir de redorer son blason. En effet, dans cette famille de presque une trentaine d'enfants qu'il avait fondée et conduite, peu de chose en était réellement sorti qui puisse lui permettre de marquer son époque, de vibrer au rythme des satisfactions auprès de ses amis, car nombre d'entre eux avaient projeté des enfants au-delà des mers. Mon père n'avait jamais douté que je réussirai dans mes entreprises, dans mes aventures à travers monts, mers et continents, mais il avait le recul sage et la vision prudente au regard des mille et une expériences connues, entendues ou contées, des enfants partis et jamais revenus, ou des enfants partis et confisqués disait-on dans les tendresses de fées blanches.

Donc, pas de succès avant que je sois revenu, avant que je sois rentré au bercail seul comme j'étais parti. Le succès, c'était certes l'école, la conquête des parchemins, le triomphe sur les bancs des institutions et des écoles du savoir et de la connaissance. Mais le succès, c'était encore et aussi, peut-être encore et d'abord, l'évitement de ces unions sur lesquelles les coutumes de chez nous, les coutumes du village, n'auraient eu aucune influence ni affluence.

Jamais personne, mieux que moi-même, ne pourrait quantifier la pression morale que représentait ce discours paternel. Pauvre papa, me disais-je de temps à autre, pauvre papa qui s'accrochait à ce rêve d'un enfant qui enfin allait lui rendre la fierté et faire grandir sa dignité. Il avait été un éminent commerçant, une éminente personnalité du gotha traditionnel des premiers cercles bamiléké de la ville composite et cosmopolite de Douala, mais il avait connu trop de déboires et était redescendu aussi bas qu'il ne l'aurait jamais pensé. Il était dorénavant à la quête de la réparation simple que confère la joie d'un enfant qui vous revient de l'outre-mer avec fracas d'honneurs et ostentation de considérations. Mais si pour le commun des mortels de ces temps-là, réussir c'était rentrer d'Europe pour un enfant, mon père, par contre, voyait plus loin, plus profondément, plus fondamentalement au regard des codes éthiques qui valident et consolident nos coutumes et traditions ancestrales. Monsieur Shanda André n'était pas que le citoyen, le père de famille et le traditionaliste par mimétisme. Il était un notable, un grand notable, de ceux qui, chez les Bamiléké, ont montré du mérite et de la hauteur pour être ainsi consacrés et reconnus. Monsieur Shanda était donc cet homme qui, après un parcours divers et quelques travers, se retrouve piégé par l'ambition intime d'éviter la honte. Et la honte chez nous, la honte chez ces papas, venait, vient et est toujours venu de ce que les enfants deviennent et de la façon dont la société les évalue, regarde, adopte et projette.

C'est en fils brave, méritant et respectueux que je débarque à l'aéroport de Douala. L'enfant que je suis est bien celui dont a toujours rêvé mon père, parce qu'à mes côtés, il n'y a ni une belle Blanche ni de petits métis aux yeux bleus et étonnés. Pour seuls bagages connus et visibles, mes deux valises et mon sac dans lequel sont rangés ces bouts de papier brocardés de proclamations et de distinctions qui ouvrent les portes du royaume des longs et très longs crayons. Certes, quelques langues fourchues ne manquent pas de soupçonner que j'ai peut-être comme certains autres, laissé cette famille intime d'où je viens, et donc que je ruse. La suite sera pourtant ce que mon père et fidèle confident avait voulu, souhaité et entrevu.

Le problème du travail finalement réglé après moult perturbations, misères, confrontations et supputations humiliantes, le moment était venu, l'autre moment, celui où l'on vous regarde avec des yeux interrogatifs et incisifs, avec des yeux qui vous disent tellement de choses que la bouche se refuse de cracher. Mais c'est donc quoi ? Bon, c'est que le diplôme ou les diplômes, le boulot et l'argent ne suffisent pas ou plus, il en faut encore, comme si pour entrer au paradis invisible des sujets respectables dans la famille, dans la communauté, un autre chemin de croix vous attend et se formule en exigences concrètes d'union. Chez nous, la tradition veut que l'enfant qui a grandi crée sa concession, montre sa bravoure au travail et délivre le message silencieux de sagesse et de maturité qui l'installera définitivement dans le cercle des initiés.

Qui es-tu, toi, ce jeune homme ?

Dans quel coin de la ville se situe ta concession ?

De quelle famille vient ta femme ?

S'il y avait encore besoin de comprendre que l'on n'est pas encore tout à fait un homme, malgré les parchemins, malgré le retour au bercail, malgré la confiance et les confidences célébrées des parents, ces petites questions qui reviennent tantôt ouvertement et tantôt furtivement ou par paraboles très codées, expriment la vérité sur une situation individuelle. Il y a une sorte de graduation, voire d'étapes dans la formulation des exigences sociales et communautaires.

Hum !

Ma femme à moi, oui, je l'avais rencontrée après un véritable parcours du combattant, après ce que je pourrais appeler sans me tromper, des douleurs du cœur et de l'esprit. Trouver du travail, me faire accepter socialement, entrer dans le clan restreint de l'intelligentsia qui bouillonne de pensées et de projets, n'avait pas été compliqué pourtant. Mais l'un ne signifiait pas l'autre, et l'autre ne permettait pas de consacrer la pureté de l'un. Il fallait continuer à braver la haine, les méchancetés ethnotribales et les subjectivismes d'une société qui ne laissait pas le temps de bien comprendre le présent ni de mieux envisager le futur. Et ce que l'on voyait comme futur en ces temps, en ces lieux, dans ce pays, c'était juste être bien et être assuré que l'on comptait parmi les personnes parvenues au firmament de la réussite au sens complet : diplôme – travail – maison – femme – famille – enfants.

Pour moi, tout ne se jouait pas comme je l'aurais voulu ou rêvé, mais tout se jouait néanmoins comme chacun pouvait le constater, avec toute ma force, mes passions et mon histoire au premier plan. C'était après tout la vie d'un enfant habitué aux handicaps et aux épreuves, l'enfant qui avait bravé le désert et vaincu la mer, l'enfant qui avait conquis les chemins de l'exil et triomphé des adversités racistes d'Europe et d'Amérique.

Ma femme, tout comme mon père, m'épiait sans rien dire, mais ce dernier savait que je l'aurai, que j'y parviendrai, que je ne ferai pas de faute, qu'il aura le plaisir et la jouissance de ces moments sensationnels où l'on joue aux milles actes de mariage coutumier.

XXX

Le mariage n'est pas vraiment la même chose pour tout le monde, il n'a pas la même signification et ne produit jamais la même sensation. Pour moi, cela me semblait être le sommet de ma vie, l'apogée du triomphe d'un enfant qui avait tant rêvé et conduit le rêve, dépassé le rêve jusqu'à la réalité.

Marié, je l'étais dorénavant, j'étais installé, j'étais en couple, j'étais la joie des parents, l'autre joie, celle qui fait dire qu'une nouvelle famille est arrivée, que l'on est entré dans la considération qui vous permet de vous présenter à deux sans ces chuchotements assassins des adeptes de l'ultra-conservatisme traditionaliste. Alors, je commençais à sentir venir d'autres épreuves, plutôt une autre épreuve, une autre vérité pleine d'interrogations et d'inconnues.

C'était la vérité de la maternité, la quête de la vie qui sort de vous, qui vient dans un couple par la volonté commune et par l'amour des moments tendres et chaleureux.

II

La maternité fait la femme

Si le mariage est une étape importante, une réalisation majeure dans la vie d'un homme, alors, celui qui a traversé des tumultes traumatisants, bouleversants, et fragilisants depuis les épreuves difficiles de famille polygamique jusqu'aux inquiétudes nourries d'une aventure insoupçonnée, est déjà béni de tous les dieux. Et pourtant, la venue d'un enfant qui lui confère le statut de père, de papa et enfin de chef de famille selon la trilogie consacrée, est assimilable à la médaille qui signe le modelage final et la reconnaissance sociale universelle.

Avoir un enfant, j'en rêvais, parce que l'enfance que j'avais eue était loin de me garantir tous les lauriers. Je pouvais me battre pour les diplômes, pour partir d'un point à un autre, d'un continent à un autre, m'échapper, vaincre le froid, la chaleur et les ennuis de toute nature. Mais il restait au fond cette inconnue de la paternité, ce que serait la femme que j'épouserais dans ce chapitre. Aussi, pour le genre de vie de l'enfant perturbé et mal encadré ou même pas du tout encadré, j'avais commencé très tôt la vie sexuelle dans ce quartier populeux et en permanence enchanté de Douala. Rien ne nous était en réalité interdit, puisque rien non plus ne nous était ni vraiment imposé ni enseigné. C'est par nous-mêmes que les choses se faisaient et c'est grâce à notre curiosité ou à notre délinquance que nous parvenions à découvrir les vertus et les interdits du monde.

Avant même la fin de mes classes du secondaire, j'avais connu, vécu et expérimenté les multiples facettes de l'orgasme sexuel, à tel point que l'âge de vingt ans fut pour moi l'âge du repos et de l'introspection. Mes années de première et de terminale surtout furent des moments d'éducation sur la sexualité et les organes des genres. Je découvrais la réalité du corps humain, des sensations et de la constitution physique chez l'homme et chez la femme. C'est cela sans doute l'avantage des enfants que l'on croit mal élevés ou perdus parce qu'ils ne grandissent pas à l'intérieur des barrières strictes et sous surveillance. Me comportant alors comme un vrai étudiant destiné à se spécialiser dans la sexologie, je m'étais engagé à parvenir à une sorte de maîtrise de l'anatomie, rien que pour mieux comprendre à quoi renvoyaient le sexe, l'amour et les orgasmes. J'en avais tiré un immense profit dans tous les sens du terme, à tel point que dans ma bibliothèque d'étudiant à Paris, au moins un quart de mes livres y était relatif.

Le jeune homme qui vient de se marier en ce mois de février 1989 est tout simplement très préparé pour assurer un équilibre parfait de son couple sur ces questions. Mon épouse et moi avions alors engagé une véritable entreprise de formation et de compréhension de la maternité, mais également de la paternité. Dès que la grossesse de mon épouse fut confirmée, nous prîmes la résolution d'être encore plus assidus à nos leçons. Nous ne nous parlions pas à propos, mais nous prenions vraiment du temps pour lire chapitre après chapitre, paragraphe après paragraphe, les livres traitant de la grossesse et de ses problèmes, de l'accouchement et de ses problèmes, de la préparation psychologique, mentale et physique, de l'alimentation, du sommeil, des humeurs des futurs parents. Nous avions donc de la littérature et nous avions de la volonté et de la passion tout à fait proportionnelles à nos attentes et à l'excitation légitime d'être très prochainement parents.

Une femme enceinte, c'est une véritable usine complexe, un caméléon qui peut changer de couleur, d'humeur, d'envie et de goût alimentaire chaque jour, voire plusieurs fois par jour. Une femme enceinte, c'est un bijou complexe et insaisissable par moments qu'il faut comprendre, pardonner, entretenir, cajoler, écouter et soigner. J'avais lu dans l'un des livres intitulé : *J'attends un enfant*, que le père pouvait avoir lui-même des sensations de grossesse en étant très proche, très attentionné et très préoccupé. En réalité, je n'étais pas loin de cette situation puisque mon état d'esprit, du matin au soir, était habité par la grossesse de mon épouse. Il fallait me voir fuir le bureau pour rentrer vite à la maison rester à côté de la future maman, avec tout ce que cela comportait. Durant le trajet, je trouvais toujours quelque chose à ramener à la maison pour elle, souvent sur sa commande et d'autres fois selon une tombola personnelle. Ses envies alimentaires étaient palpitantes de nouveautés et de surprises. Ce n'était pas vraiment grand-chose, mais c'était quelque chose. Ce n'était pas si important que cela, mais c'était très significatif et très solidifiant pour notre union.

Quoi que l'on puisse dire, le sommet de l'affection et de l'amour chez un jeune marié qui a longtemps rêvé de former un couple et de devenir papa se situe dans ces moments d'attente, ces moments où le corps de la femme prend des formes et se développe en une autre personne pour offrir presque la plus belle des créatures, ou presque la plus déplaisante des compagnes parce qu'elle peut devenir méconnaissable, effrayante et repoussante.

Il faut ajouter à cette situation les pressions discrètes, mais constantes et soutenues des deux familles, surtout si une certaine harmonie règne dans le couple, et si les époux viennent des familles où ils sont adulés, privilégiés, considérés comme des fleurons ou encore des pièces précieuses. Chacun y va de son interrogation et de son astuce :

Comment elle va ?

J'ai appris qu'elle ne se sent pas bien,

Il semble que vous étiez à l'hôpital l'autre jour,

On m'a dit que la grand-mère l'appelle au village, mais qu'elle est malade ?

Tu ne vas plus en mission ?

Derrière toutes ces questions, une seule préoccupation, savoir si la femme est enceinte, savoir si la grossesse se déroule sans problème.

Ainsi vont les familles qui épient, qui attendent l'arrivée d'un petit-fils ou d'une petite-fille.

À chaque visite chez le gynéco, j'étais présent, et à chaque remarque ou observation sur l'évolution de la grossesse, j'avais une idée nette sur la page et le chapitre auquel cela correspondait dans les livres que nous avions à la maison.

Les réalités de la vie d'un couple très uni pendant la grossesse ne peuvent se découvrir vraiment que plusieurs années après, lorsque le temps est passé, et que l'âge puis la réussite ou les difficultés, ont fait des individualités, des érudits des leçons conjugales. On sait toujours l'un et l'autre, que l'épreuve tenaille, dérange et inquiète, mais on sait aussi qu'à trop se faire des soucis, on crée plutôt trop de problèmes là où il n'en existe pas au sens propre. Alors, chacun joue à un jeu qui, par moments, pourrait paraître ridicule, sournois et quelque peu troublant. La femme qui porte la grossesse vit d'autant plus le stress que le mari avec qui elle a conçu s'éloigne et ne s'en occupe pas avec démonstration et passion. Mais à l'inverse, un soutien et une proximité de tous les instants rassurent, apaisent et enjolivent les jours et les nuits de la future maman.

Les deux premières grossesses de mon épouse étaient jusque-là parfaites, riches d'enseignements et de satisfactions dans tous les sens du terme. Une fille puis un garçon, selon une logique que n'importe quel couple prendrait pour la confirmation de la bénédiction des parents et une grâce des ancêtres.

III

Les tourments de la grossesse

Ne dites jamais à une femme qu'elle est bien, que tout va bien, et qu'elle sera bien tant qu'elle est enceinte.

Ne dites jamais que vous êtes rassuré, assuré ou tranquille quand votre épouse, votre sœur ou votre amie est enceinte.

Ne prenez jamais pour argent comptant les assurances données par le gynécologue.

Ne vous méprenez jamais sur la bonne santé qu'affiche votre épouse enceinte.

Tout peut arriver durant une grossesse.

Tout peut virer au pire durant une grossesse.

Tout peut se gâter au dernier moment ou pendant l'accouchement.

Tout peut changer du bon au pire quelques minutes, quelques heures ou quelques jours après l'accouchement.

Un homme peut passer d'un papa heureux et d'un mari comblé à un homme dévasté en quelques minutes, durant, pendant ou après l'accouchement.

Ce n'est pas parce que votre femme a accouché deux, voire trois enfants sans problèmes, que le suivant sera la même chose.

Jamais je n'aurais imaginé ce que j'allais vivre avec la troisième grossesse de mon épouse.

Ma première fille était venue au monde dans une formation hospitalière publique, après avoir été suivie tout le long des neuf mois de grossesse par un médecin compétent dont j'avais fait un ami, à force de présence aux côtés de mon épouse durant les visites prénatales. Le seul couac avait été le jour J, avec l'absence de ce médecin au moment propice et la conduite quelque peu brutale des sages-femmes. Je n'avais pas apprécié le ton, la désinvolture et le peu de considération réservé aux femmes qui étaient une dizaine cette nuit-là dans la salle de travail de la maternité. On avait du mal à croire que c'étaient des femmes qui traitaient ainsi d'autres femmes, sachant pertinemment ce que cette épreuve représentait, et la souffrance qui en résultait. Mais comme m'a dit plus tard un médecin, l'accouchement produit la plus grande douleur, mais les femmes sont toujours prêtes à recommencer. Elles oublient vite la souffrance et la pénibilité de l'acte, et jouissent parfois à subir ce moment comme une drogue enivrante, mais libératrice et conservatrice.

J'avais donc en conséquence décidé que le prochain accouchement se ferait dans une clinique privée et ce fut le cas. Mais même là, je n'avais pas le cœur tranquille, conscient de ce que mes lectures m'avaient prévenu qu'il ne faut pas célébrer trop vite et qu'il faut attendre au moins quarante-huit, voire soixante-douze heures après l'accouchement pour se rassurer. Alors, lorsqu'en ce petit matin, à deux heures, j'entendis résonner un cri strident de nouveau-né en provenance de la salle d'accouchement, je retins mon souffle. Et lorsque l'infirmière sortit de la salle pour s'adresser à moi en ces termes, « *félicitations, vous avez un brave garçon. Entendez-le crier, il sera un grand homme, comme le prouve déjà son énergie* », je maintins un silence gêné et circonspect.

Puis, une question :

– Comment va mon épouse et où est-elle ?

La réponse fut aussi spontanée que rassurante :

– Elle va très bien.

Vous pouvez la voir dans une dizaine de minutes,

Juste le temps de faire sa première toilette.

Rassurez-vous, tout s'est très bien passé

Je sais que vous êtes stressé, et c'est normal, pour un bon mari.

XXX

Si les deux premières grossesses avaient été programmées et exécutées comme sur du papier à musique et les naissances presque sans problème, la troisième allait relever d'une décision souveraine de mon épouse. Femme à ne pas se laisser dicter et le plus souvent calée sur une position lorsqu'elle croit avoir raison, je n'avais plus qu'à me plier.

C'est ici l'autre réalité incontournable et irrésistible de la nature. Quand une femme vous dit qu'elle veut son enfant, qu'elle va être enceinte, que vous le vouliez ou pas, vous réalisez tout de suite, non sans quelque faiblesse et quelque désolation, ce que le sort peut construire pour chaque genre. Il suffit que la femme ne vous le dise pas, qu'elle garde pour elle ses jours propices à une fécondation au cours du mois, et qu'elle se livre au jeu normal de l'amour du couple pour que la boucle soit bouclée, pour que le résultat qu'elle escompte et programme, s'affiche à plus ou moins brève échéance. Pour mon épouse, je savais, j'ai toujours su à quel moment elle était disponible, en tout cas son corps, pour une fécondation. Mes lectures abondantes m'y avaient préparé et instruit suffisamment. Mais à propos de lectures, la vérité voudrait aussi que l'on soit bien avisé qu'un simple accès palustre, une modification du régime alimentaire ou un stress quelconque, est en mesure de bouleverser l'équilibre interne de l'appareil de reproduction de la femme au point de déjouer toutes les prévisions.

S'il fallait encore plaindre la femme, avoir pitié d'elle et lui exprimer compassion et solidarité, cette simple évidence anatomique et biologique est d'une éloquente interpellation. Combien de femmes vivent la peur, la honte, la gêne et l'embarras pour des grossesses non désirées résultant des changements inattendus dans leur cycle. Certes, la science a évolué et les pilules du lendemain existent bel et bien. Mais combien de femmes y ont accès ? Combien de femmes en sont au courant ? Combien de femmes ont les moyens de se procurer ce médicament miracle ? Conséquence, des décès en cascade dans les bas-fonds et les quartiers populeux où de jeunes filles, à la fleur de l'âge, passent de vie à trépas en essayant de se débarrasser d'une grossesse indésirée par des moyens rudimentaires et dangereux. Il semble d'ailleurs que les avortements clandestins sont devenus des sources de revenus irremplaçables et très prisées pour les étudiants en médecine et le personnel infirmier en général, dans presque toutes les grandes villes universitaires des pays pauvres. À côté de celles qui en meurent, il faut parler aussi de toutes celles qui se retrouvent handicapées définitivement et ne peuvent plus concevoir, à cause des pratiques d'avortements barbares.

Que de drames donc !

Que de préjudices pour la femme, livrée à elle-même et abandonnée, après une aventure qui commence à deux !

Certaines annoncent la nouvelle au partenaire qui s'esquive et s'enfuit comme un lapin échaudé, pendant que d'autres choisissent de subir le martyre dans le silence jusqu'à la sanction suprême de la mort qui les mène au cimetière.

Un homme avorte-t-il, et de quoi ?

Jamais, parce que la nature, capricieuse et discriminatoire l'a fait autrement, l'a épargné de cette souffrance, de cette imprévision, de ce trouble.

Il n'y a peut-être pas de gain sans contrepartie, ni de joie sans quelques frémissements, et encore moins d'avantages sans risques quelque part à long ou à court terme, directement ou indirectement. La femme restant si libre et si souveraine pour concevoir d'une main, paye aussi et sans doute, le prix de ce privilège par des risques et des dangers pour sa vie. Mais c'est tout de même trop cher payé.

XXX

Tout commence dans le silence, un silence intime, un silence d'amour plein d'affection et de regards tendres. Non, il n'y a pas d'inquisition ni d'intrigues dans les formes d'expression, dans la parole de ces moments, ces premiers moments de grossesse. Autant il peut se trouver des signes brutaux par le comportement, autant rien ne signale une situation nouvelle. Mais comme je l'ai déjà souligné tantôt, il n'y a rien d'exceptionnel vraiment.

J'avais vu mon épouse pousser du ventre à deux reprises, avec certes quelques légers désagréments pour la première fois.

Maintenant, pour cette troisième fois, ma parole était absente, perdue, mais le cœur et l'esprit étaient attentifs et alertes. Les trois premiers mois furent pénibles, très pénibles. Notre gynéco qui connaissait tout de son état physique, celui de ses bilans sanitaires et de ses antécédents de maternité, prenait les choses avec assurance et calme. Pourtant, contrairement aux deux premières fois, il fallait bien noter quelques changements. D'abord cet amaigrissement et ce manque d'appétit. Cette fois, mon épouse était plutôt trop silencieuse, beaucoup plus pensive et souvent introvertie. J'étais toujours là, l'accompagnant au mieux partout et l'assistant avec le maximum d'affection. Nous partagions tout, mais nous ne discutions presque jamais sur l'évolution de sa grossesse. Lorsque nous rencontrions le gynéco, les informations étaient ouvertes pour nous deux, ce qui fait que nous étions tous les deux au même niveau d'enseignements et de renseignements.

Tous les matins, j'avais la même question au réveil : « comment vas-tu ? »

Et la réponse me revenait dans une égale monotonie : « Bien ».

Pour dire vrai, je n'étais pas si tranquille et si rassuré que cela, surtout que mon épouse n'est pas du genre très bavard, en plus de détester franchement qu'on la harcèle de questions qui ne lui plaisent pas toujours.

Il arrivait donc que je sois vertement éconduit en insistant, en donnant le sentiment d'être préoccupé.

Lorsque les choses se passent ainsi, il est difficile d'avoir le cœur net. Répliquer est émotionnellement difficile, et s'éclipser est une fuite en avant. Quand on a toujours vécu en couple et le plus harmonieusement qui soit, l'homme n'a que le silence et la soumission pour continuer à marquer son territoire positivement et à préserver sa dignité auprès de son épouse.

Il m'arrivait de rester seul et d'avoir mille pensées, parce que cette fois, la grossesse avait changé mon épouse plus que les autres fois, l'avait rendue malade et coléreuse. Je m'interrogeais alors sur les raisons, bien que les livres m'aient tout dit ou presque. En réalité, on n'est jamais sûr de quoi que ce soit. Et puis, quand vous avez déjà connu des grossesses et que vous percevez des changements, des différences, votre cœur est en permanence dans des questionnements. Les drames de la grossesse, avant même de parler des drames de l'accouchement, habitent tous les couples éveillés, les couples unis et cohérents. Pour l'homme, la pire des choses qui puissent lui arriver, c'est de se rendre compte qu'il perd le contrôle de sa femme, et ce sans que cette dernière ait ouvert la bouche pour se plaindre ou pour lui faire la moindre confidence.

Un bon médecin, c'est très bien, mais après les visites dans son cabinet, il n'est plus là pour vous calmer, pour vous assurer et vous rassurer, pour expliquer le pourquoi et le comment de telle ou telle chose, de telle ou telle attitude, de telle ou telle migraine. La science, c'est la science et seulement la science. Le terrain, la pratique, la réalité des nuits où vous avez votre femme à vos côtés dans un état que vous savez délicat et changeant, c'est tout à fait autre chose.

En réalité, j'aurais voulu, et si j'avais les moyens pour cela, que le médecin vienne habiter avec nous, qu'il soit présent vingt-quatre heures sur vingt-quatre.

J'aurais tant voulu qu'il soit chez nous et ainsi :

Si mon épouse ne mange pas, qu'il me l'explique,

Si mon épouse est un peu pâle, qu'il me l'explique,

Si mon épouse fait trop de crachats, qu'il me l'explique,

Si mon épouse se met en colère pour un rien, qu'il me l'explique.

L'autre réalité dérangeante se situe au niveau ou à la forme d'assistance de la famille élargie. Quand on a choisi d'être un couple étroit, limité aux parents et aux enfants, on est plus embêté si une situation comme celle d'une grossesse à problèmes survient. Comment se référer aux proches sans briser ses ambitions de tenir éloignée la famille envahissante ? Comment, en effet, appeler une tante, un oncle, une sœur ou un frère au secours, en sachant pertinemment que c'est souvent la courroie par laquelle ces personnes s'offrent une opportunité pour s'introduire dans votre couple ? Quand ils ne viennent pas vous envahir avec des demandes folles et indigentes, ils se transforment en messies, en gardiens du temple ou en maîtres des conseils toxiques pour l'un ou pour l'autre, dans un sens comme dans un autre, et toujours avec des effets plus ou moins déstabilisants.

J'avais encore cette chance pour moi, d'avoir une belle-tante très attentionnée, affectueuse, travailleuse et honnête que nous adorions. Elle nous était proche et excellait dans la connaissance des traditions et coutumes. Réservée, pondérée et ne prenant jamais de risque de dire un mot de trop ou de transgresser certaines limites de même que certains codes, je pouvais lui parler franchement.

Un matin au réveil, j'eus l'impression que mon épouse n'allait vraiment pas bien. Je la fis donc venir à la maison pour quelques conseils :

– Tantine Anne, c'est comment avec ta fille alors ?

– Tambou (mon nom de notable bamiléké), pourquoi parles-tu ainsi ?

– Tu ne vois pas comment elle est pâle ?

– Non, il n'y a rien de bien grave, c'est le corps de la femme.

– Comment ça le corps de la femme, tantine ? Je ne l'ai jamais vue ainsi durant la grossesse.

– Tambou, c'est Dieu qui fait, et c'est lui qui montre le chemin.

En cette matière, jamais personne ne vous dira assez ni complètement. Les gens ont toujours un arrière coin de réserve fait de proverbes et de lectures d'expériences.

Quand le plus dur pour l'homme n'est pas de continuer les rapports charnels avec toutes les contorsions et les exigences d'adaptation que la nouvelle configuration du corps de la femme impose, ses inquiétudes viendront de la sensation souvent déroutante d'une présence invisible dans le couple. L'enfant qui arrive est en communion avec la mère qui le porte, mais certainement pas avec le père. Ici, c'est un point terrible à vivre, même en tenant compte de ce qui est dit quant au père qui devrait lui aussi porter l'enfant en esprit.

Quand on a décidé d'avoir un enfant, certes, on est comblé à l'idée de donner la vie, mais est-on toujours si sûr de ce qui va se passer vraiment ?

Il n'y a pas de grossesse sûre,

Il n'y a aucune grossesse sans risque,

Il n'y a aucune grossesse sans peur,

Toutes les grossesses ne sont pas les mêmes et ne se concluent pas automatiquement de la même manière,

La grossesse, c'est un véritable phénomène arc-en-ciel.

IV

Quand la communication devient le sauveur et le bonheur dans un couple

Tout commence un mardi matin à 11 h au centre Pasteur de Yaoundé, lorsque je me présente pour entrer en possession des résultats des derniers examens subis par mon épouse à la demande de son gynéco. La réceptionniste m'informe que les résultats ont été retenus par Mme Pougoué, chef de service de parasitologie et amie de la famille. Je me rends donc au bureau de celle qui est une sœur aînée chez qui j'ai du reste mes habitudes et dont l'encadrement ne m'a jamais fait défaut. Sur l'enveloppe qu'elle me tend, des écritures en rouge avec la mention « TRÈS URGENT ».

– Tiens, tu fais bien d'être venu, sinon j'allais demander à ton grand frère de te chercher très vite.

– C'est donc quoi maman ?

– Écoute, il faut que tu ailles avec ton épouse voir son gynéco sans attendre, et il vaut mieux le faire aujourd'hui, tout de suite même.

– Dis-moi donc, la mère, que se passe-t-il ?

– Rien de bien trop grave, mais allez-y sans tarder, il vous le dira.

Lorsque j'appelle le médecin, il me demande de venir le voir immédiatement à la clinique où il se trouve.

– Ho ho ho hohoho !

Mais c'est quoi tout ça ?

Je ne connais pas ce genre de problème avec ton épouse !

La dernière fois que je l'ai vue il y a un mois, elle allait bien,

Toutes ses tangentes me semblaient parfaites,

Elle était juste un peu fatiguée, et c'est normal à huit mois de grossesse,

Bon ! amène-la-moi demain matin à la première heure.

La nuit sera longue, en dépit des assurances du gynéco. Mon épouse a continué certes à être fatiguée, mais sans réellement présenter des signes qui puissent me faire paniquer ouvertement. J'ai constaté quelques œdèmes sur les pieds et les mains, mais sans que cela me serve d'alerte pour quoi que ce soit.

Tôt le matin à 6 h, j'ai pris toutes les dispositions pour qu'elle se sente mieux, soutenue et accompagnée. En lieu et place de mes deux petites sœurs qui habitent avec nous, c'est moi personnellement qui me suis chargé du petit-déjeuner. J'ai donc dressé une table avec plein de petites choses en plus, avec un accent sur ce qui lui plaît, par exemple les œufs bouillis. J'ai bien fait, puisque c'est exactement ce qu'elle mangera avant de boire une tasse de chocolat chaud.

Le médecin qui nous reçoit commence par une belle blague :

« Bonjour madame Shanda.

Ne faites pas peur à votre mari,

Je constate qu'il a tellement peur quand vous toussez,

Il est arrivé ici hier en transpirant à grosses gouttes,

Même les infirmières ont eu peur en le voyant débouler,

Madame vous avez la chance, votre mari vous aime vraiment,

Bon, écoutez, je ne comprends pas ces résultats,

Vos dernières tangentes selon moi, ne peuvent pas entraîner une évolution, un changement aussi brutal et radical en moins de trois semaines.

Je conseille que vous alliez refaire les mêmes examens dans un autre laboratoire afin que nous ayons le cœur net après comparaison.

Faites-le le matin à la première heure et revenez me voir aussitôt que vous aurez les résultats ».

Jeudi matin à 8 h, nous sommes à GT Labo, situé au quartier Tsinga à Yaoundé où tout se passe sans problème, selon la routine connue : garrot au niveau de l'avant-bras et prise de sang. Mon épouse est toujours comme la veille, sans changement notoire sur son état. Rendez-vous est pris pour le lendemain et nous pouvons rentrer à la maison.

La journée se passe bien pour moi au travail. Je suis rentré comme d'habitude à 18 h et me suis mis tout de suite en petite tenue pour partager quelques moments de conversation avec Dorothée. Le canapé qui est devenu son lieu à tout faire, supporte son poids redimensionné sans plainte.

– Daa'da, comment ?

– Bof, je suis là !

– Comment tu es là, et la journée ?

– Juste un peu de vertiges comme hier, mais ça va.

– As-tu mangé quelque chose ?

– Oui, j'ai essayé.

– C'est bien.

Écoute, le grand frère Henry Tame me demande d'être de la délégation qu'il conduit ce soir pour aller toquer la porte quelque part. Il s'agit du mariage d'un de ses enfants qu'il a élevés depuis plus de vingt ans.

– Ok, mais ne reviens pas tard.

– En fait, je ne voulais plus y aller vraiment.

– Mais pourquoi donc, tu sais qu'il est très proche de toi !

– Je le sais.

– Oui, il faudra l'accompagner. Ne t'inquiète pas pour moi.

Ce sera dans quel quartier au fait ?

– Le lieu c'est Biyem-Assi, à l'autre bout de la ville.

– Ah non, ce n'est pas si loin, et tu es véhiculé.

S'il y a un souci, je te ferai signe.

Assure-toi seulement qu'il y a un téléphone là-bas.

Lorsque je quitte la maison à 19 h 30 min, Dorothée est tranquille, les yeux ouverts sur rien du tout. Elle ne lit pas, ne regarde pas la télévision, ne montre aucun autre signe qui puisse m'inquiéter. Je m'assois à côté d'elle pour lui dire que c'est l'heure de m'en aller. Elle me tend la main droite que je saisis et en profite pour me pencher sur elle. C'est un moment d'exception.

– Va et n'oublie pas d'appeler de temps en temps.

– Oui, j'ai bien compris.

La scène me fait quelque chose au cœur. Je revois les images d'il y a trente ans, lorsque je devais quitter ma mère alitée, en réanimation à l'hôpital de Bafang pour me lancer dans mon aventure incertaine vers l'Europe. C'était terrible à faire, à vivre, à supporter, à décider. Je devais choisir entre partir en laissant ma mère derrière sans aucune garantie de la revoir, et rester avec peu de chances de devenir quelque chose, de réussir des études supérieures. Finalement après trois jours à monter et descendre des cars déjà payés, je pris la décision de partir, sans plus remettre les pieds à l'hôpital. J'étais donc parti et suis rentré, retrouvant ma mère à qui j'ai donné le meilleur des sentiments, des soins et des gratifications d'un fils digne, avant qu'elle ne s'éteigne trois semaines plus tard.

Maintenant, je dois partir en laissant Dorothée, pas malade vraiment, pas en réanimation non plus, mais pas bien du tout et pas rassurée sur son état, sur son état qui ne vient pas de sa seule décision ou de son seul fait, de son état qui résulte de notre amour, l'amour de notre mariage, de notre famille et de notre belle et sereine union.

Une fois à Biyem-Assi, au domicile de la famille d'accueil, je demande et obtiens le numéro de téléphone que je transmets vite à mes petites sœurs. Il est exactement 20 h 35 min J'ai d'ailleurs pu parler à mon épouse pendant quelques minutes. Dans ce petit salon sont massées une cinquantaine de personnes rangées en deux côtés selon que l'on est de la délégation de la jeune et future fiancée, ou de la délégation du futur époux, le visiteur, le prétendant, le zorro d'un soir qui, dans quelques instants, saura à quelle sauce il sera mangé. En fait, c'est le jeu, et c'est sans aucun doute l'un des événements les plus complexes dans les coutumes et traditions bantoues. Aller toquer à la porte d'une famille pour demander la main d'une jeune fille peut se transformer en véritable calvaire avec de nombreuses surprises. Rien n'est jamais acquis, et dans certains cas, des scènes très désagréables peuvent contraindre les visiteurs à battre en retraite, voire à renoncer. Officiellement, on parle tantôt de présentation et tantôt de prélude au mariage coutumier. Mais généralement, les pédales peuvent être volontairement mélangées par la belle-famille, lorsqu'elle n'est pas unie, ou si elle crée des conditionnalités extravagantes.

Ici, tout paraît pour l'instant normal, sauf que les gens suffoquent littéralement, tant la pièce est minuscule et inappropriée. Hélas, ce sont des occasions où tout échappe à la logique. Simplement, je me demande si jamais le téléphone sonne, qui pourra entendre. Cette pensée me donne la trouille. Ainsi, je me confie à une des dames qui semble vivre sur place, la même qui m'a communiqué le numéro de téléphone quelques minutes plus tôt.

– Ma mère, je voudrais que tu m'aides.

– Quoi donc, mon papa, cherches-tu les toilettes ?

– Non, mami, c'est que j'ai laissé un malade à la maison.

– Et donc quoi, tu veux déjà partir ?

– Non, c'est que je crains qu'elle m'appelle et avec ce bruit, personne ne suivra la sonnerie.

– Ah bon, c'est compris,

Tu as de la chance. J'ai un kit *mains libres* que ma première fille m'a ramené de France il y a tout juste une semaine. Ce n'est d'ailleurs que ce matin que je l'ai connecté et il fonctionne très bien.

– Tu peux me le donner si tu veux, comme cela, je deviens le standardiste de la maison.

– Non, pas ça, papa. Laisse, je vais m'en occuper.

– Je te fais confiance.

– Je vais donc le mettre dans la poche de mon Kaba.

– Merci ma mère, merci infiniment.

XXX

Il est exactement 23 h 30 min à ma montre. La cérémonie vient à peine de commencer. La dame se précipite vers moi.

– Tiens, tiens, prends vite, c'est pour toi.

– Allô oui !

– Tonton c'est moi Angeline.

– Oui, c'est comment là-bas ?

– Daa'da ne se sent pas bien, elle te demande de venir.

– Ok, j'arrive de suite.

À cette heure avancée de la soirée, les routes sont dégagées. J'ai roulé comme jamais je ne l'ai fait et ne le ferai dans ma vie, pour être en moins de dix minutes à mon domicile à Bastos, distant d'environ quinze kilomètres.

Dorothée est là, sur le canapé, au même endroit, l'air encore plus pâle et la voix faible, mais ferme.

– Comment Daa'a ?

– Je ne me sens vraiment pas bien.

– Bon, mets quelque chose et on va à l'hôpital.

– Non, attends, ça va aller.

– Il faut que nous allions tout de suite.

– Je dis non, attends !

C'est cela mon épouse, une dure à cuire quand elle a arrêté une position. Et voilà, je dois me taire et accepter, subir, respecter sa volonté. Comment en effet contredire cette femme, ma femme, mon épouse, la mère de mes enfants, ma complice qui doit soutenir seule dans sa chair, cette difficile, terrible et incertaine épreuve de donner la vie ? Il faut être un vrai diable pour aller contre la volonté de sa femme en ces moments. En tout cas, je reconnais ma faiblesse, mon désistement et ma capitulation, parce qu'au fond, il y a femme et femme, il y a couple et couple, il y a mariage et mariage. Pour moi ou chez moi, elle, mon épouse Dorothée aura été capitale, déterminante dans tout ce que je deviens et deviendrai, tant le moment où elle vient à moi et accepte mes avances pour la vie, correspondait à une étape cruciale de mon existence.

Je me suis donc résolu à prendre place sur le fauteuil à côté, avec mes habits intacts : cravate, chaussures et veste bien en place comme je suis venu. Dans ma tête à cet instant, trône le souvenir de ma lecture des mémoires de Khrouchtchev, le premier secrétaire du parti communiste de l'URSS lors de la crise de Cuba. L'homme d'État raconte comment il dormait dans son bureau avec tous ses vêtements lors de la crise des missiles de Cuba en 1962, parce que, dit-il, il ne voulait pas commettre la même faute d'indisponibilité qu'un général français qui avait dû foncer en pyjama à l'état-major pour gérer une situation.

En somme, je veux rester mobilisé et prêt à toute éventualité.

J'ai justement raison, puisque moins d'une trentaine de minutes se seront à peine écoulées, lorsque je constate que mon épouse ne bouge presque plus et entame une sorte de coma.

D'un seul saut, je me lève et la prends dans mes bras de toutes mes forces, comme un nouveau-né, pour la voiture, cette splendide Renault 21 et je la place sur la banquette arrière.

À cet instant, je suis un peu perdu sur la destination. Impossible de joindre le médecin, et pour cause, nous sommes en 1994 et ce n'est pas encore l'ère des téléphones mobiles. Ce gynéco a bien un téléphone à domicile, mais qui ne répond pas ou plus à cette heure du petit matin, 1 h 30 min

Je prends le chemin de l'hôpital de la CNPS à Essos, distant d'environ six kilomètres. Aux urgences où je me présente, je commence à comprendre le drame qui risque de se nouer autour de moi.

– Ah, monsieur, la tension de votre épouse est un peu anormale.

– Combien ?

– 18, ce qui n'est pas très bien pour une femme enceinte.

– Alors, on fait quoi ?

– Écoutez, je vous fais une prescription et vous allez chercher la Viscéralgine en suppositoire dans une pharmacie de garde.

– Quoi, vous n'avez donc rien ici ?

– Écoutez monsieur, faites ce que je vous dis et revenez très vite.

J'ai compris très vite que la solution n'est pas ici, et que je risque gros pour mon épouse. Il faut donc partir, et la décision à cet instant, c'est moi et moi tout seul qui la prends.

De nouveau, Dorothée est dans mes bras, presque inerte. Me voici moins de cinq minutes plus tard à la clinique Fouda.

– Madame, j'ai une urgence, mon épouse ne va pas bien.

– Mais monsieur, que voulez-vous que je fasse ?

Vous voyez vous-même qu'il n'y a pas de lumière.

– Comment ça il n'y a pas de lumière, madame ?

– Comme je vous le dis monsieur, c'est la Sonel et pas nous.

– Mais vous n'avez pas un groupe ?

Écoutez madame, son médecin est d'ailleurs ici chez vous.

C'est donc un malade suivi à la clinique, votre clinique.

– Je regrette monsieur, je ne peux rien faire,

Éssayez de joindre le médecin, ou rendez-vous chez lui.

Ma désolation est à son comble. Je suis partout dans ma tête, sauf dans le dilatoire, et je dois faire vite, vite face à mon épouse qui faiblit, faiblit, et faiblit. Je suis aussi seul que quelqu'un peut l'être dans le désert que je connais trop bien pour y avoir vécu l'enfer lors de mon périple vers l'Europe. Je dois décider vite, seul, bien et dans la pire des urgences qui puissent exister. Celui qui va mal, c'est ma main droite, ma main gauche, ma complice, ma raison d'être dorénavant sur la terre, la mère de mes enfants, la prunelle de mes yeux.

– Daa'da, on va à l'hôpital général, on n'a pas de temps à perdre ici. Il est 2 h et plus. Me voici qui démarre en fanfare.

– Pardon, papa, roule doucement, me dit à petite voix Dorothée.

– Oui, j'ai compris

J'ai compris, maman,

J'ai compris Daa'.

En fait, je n'ai rien compris du tout, et n'ai rien changé du tout. J'ai presque envie de répondre que ce n'est pas de ma faute, comme ce soldat à Bangui qui, ayant écrasé un gamin, avait dit : « heuh, pardon, excusez-moi, ce n'est pas de ma faute, c'est la faute de mes chaussures militaires qui pèsent et appuient sur l'accélérateur sans mon consentement, entièrement à mon insu ».

XXX

« Ouvrez, ouvrez, ouvrez vite !

Ouvrez seulement s'il vous plaît ».

Ce gars de la guérite de l'hôpital général a heureusement réalisé l'urgence et s'est exécuté sans trop de formalisme, même si son impressionnant coulissant est d'une lenteur à tuer un cœur chauffé par un stress incontrôlable.

Avant que je me sois garé dans cette cour du service des urgences, deux infirmières et un infirmier se sont précipités. Ils ont vu mes feux de détresse et ont compris qu'il y a péril en la demeure. L'un des infirmiers m'a reconnu :

– Tiens, docteur Shanda, c'est vous ?

– Oui c'est moi.

– C'est comment avec madame ?

– Mauvais.

Pardon, examinez-la vite.

Elle ne va pas bien.

– Je comprends, elle a une grossesse avancée.

Combien de mois ?

Ce qui me surprend, c'est que Dorothée tient encore debout. Elle est extraordinaire de courage et d'éveil, mon épouse. Elle marche même sur ses deux pieds, esquivant le fauteuil roulant placé précipitamment et opportunément à côté de la voiture.

Hop, la prise de tension,

Puis, la sentence.

– Oh, oh, la tension de madame est trop élevée, 18.

– Quoi, cela veut dire quoi ?

– Non, ne vous inquiétez pas, nous allons faire le nécessaire.

Daa'da est maintenant allongée sur un lit et les infirmiers s'activent. On appelle le médecin qui arrive tout de suite.

– Bon, je vois que vous avez fait le nécessaire. La tension va baisser. Tout ce que je vous demande, c'est de la surveiller attentivement. On verra dans deux heures, et on va décider de la suite.

L'homme en blanc, après ses instructions, est reparti, me laissant avec ses collaborateurs.

– Monsieur, vous êtes arrivé à temps ici, parce que dans cet état, tout pouvait arriver.

– Je vous remercie infiniment, mais j'attends ici pour surveiller avec vous.

– Non, ici, ne reste que le personnel médical. Les visiteurs et accompagnateurs ne sont pas autorisés...

– Pardon, laissez-moi me coucher même sous le lit.

– Non, pas ainsi, rentrez à la maison et revenez le matin.

– Mais c'est déjà le matin non ?

Il est 2 h 30 min à ma montre et je ne vois plus ce que je vais faire à la maison. Je préfère rester ici.

– Non monsieur, vous allez nous gêner dans notre travail.

Rentrez, et faites-nous confiance. On va bien s'occuper de votre épouse.

– Ok, je vous remercie encore. Vous pouvez m'appeler en cas de problème, s'il vous plaît ?

– Oui, nous avons bien noté votre numéro de téléphone dans la main courante.

3 h 30 min à ma montre, ce 7 juin 1994. Je prends congé des lieux, m'engouffre dans ma voiture et emprunte le chemin de la maison.

À mi-chemin, je m'arrête au niveau du stade Omnisport, et reste figé dans le véhicule, les phares non éteints. Un filet de larmes coule sur ma joue, et je me rends compte à ce moment-là, combien l'absence de mon épouse pourrait me ruiner, me détruire, me décomposer presque. Trop de questions se bousculent dans mon cerveau, par exemple cette injustice qui veut que mon épouse souffre tant au dernier moment, pour quelque chose qui nous concerne à deux. Rien, mais vraiment rien, ne pourra compenser cette injustice, cet unilatéralisme de la souffrance de la mère, de la femme au stade final de la création de la vie, de l'enfantement, de l'accouchement, de la naissance.

Brusquement, je suis tiré de ma condition, de ma perdition momentanée, par une torche braquée dans ma direction, tout près de ma portière. J'étais tellement parti, perdu, emporté par mes pensées, que je n'ai pas vu arriver deux policiers.

– Monsieur, Police !

Vos papiers.

– Ah, bonsoir,

– Non, c'est plutôt bonjour. Il est 3 h 30 min

– Oui, vous avez raison. C'est que je sors de l'hôpital où j'étais avec mon épouse depuis hier soir.

– Où est-elle donc ?

– Elle y est restée.

On me dit que sa tension est élevée et sa grossesse à risque.

Voilà, j'ai sans doute trop dit. L'un des policiers reprend avec un commentaire qui m'ébranle complètement.

– Hééééééé, tension, grossesse ?

– Mais dis donc, c'est ainsi qu'est morte la femme de mon chef quand j'étais en poste à Ebolowa dans le sud.

– Ah, bon ! Il ne faut pas inquiéter le monsieur.

Partez, ne restez pas ici, surtout avec la tête préoccupée.

On pourrait vous agresser.

Lorsque j'arrive à la maison, il est 4 h du matin à ma montre. Les enfants dorment d'un sommeil sans souci. Quant à mes deux petites sœurs, elles sont debout à m'attendre pour des nouvelles.

– Comment va maman, lancent presque en chœur les deux jeunes filles.

– Oh, ça va aller, on l'a hospitalisée à l'hôpital général.

– C’est bon tonton. Nous sentions bien qu’elle ne se portait pas comme il faut, mais elle forçait toujours.

– Vous savez, mes filles, votre maman est ainsi, très forte.

Me voici face à moi-même encore, dans une situation encore plus difficile. Comment rester, dormir dans cette chambre, dans ce lit, sachant Daa’da absente ?

Comment dormir vraiment, sans une idée exacte de sa situation. C’est avec tous mes habits de la soirée que je m’étends finalement, sans vraiment être dans la posture d’un monsieur client du roi sommeil.

XXX

Il est 6 h à ma montre.

Vite dans la chambre des enfants, Angela et Patrice.

Pauvres enfants qui n’ont réellement aucune idée de ce qui arrive à leur maman. Il faut les préparer pour l’école, le petit-déjeuner, et hop, avant l’arrivée de la dame de ménage.

Angela, l’aînée, a bien demandé où est sa maman, et ma réponse a été sans détour : maman est un peu malade et je l’ai emmenée à l’hôpital.

– On va la retrouver en rentrant de l’école ? s’enquit Patrice.

– Oui, oui, oui.

Voici un autre moment crucial, embêtant, gênant, quand il faut parler aux enfants d’une situation qui touche directement leur maman, des enfants de moins de dix ans, des enfants qui n’ont pratiquement pas une idée de la maladie et mieux de la mort, des enfants qui aiment la vie et vivent les joies de la vie. Il faut une psychologie toute spéciale, de risque de créer une situation irréversible. Le langage compte à ce moment-là, et la relation courante, voire la complicité avec ses enfants comptent énormément. On a souvent fortement pitié de ces petits bijoux quand, confronté à un drame qui se noue dans la famille, ils sont absents, ils sont innocents, ils sont étrangers, mais ils sont concernés et devront payer le prix certain des implications pour la formulation de leur destin.

Pauvres petits encore, me dis-je, quand je les précipite presque, à l'entrée de l'école maternelle de tonton ZAK, école maternelle la Marfée, dans le village verdoyant, à Tongolo, de la famille Ncah. Les petits s'en vont recevoir leur distraction habituelle, leur soupe quotidienne de jeux et d'apprentissage de toute nature, sans toujours savoir que moi, moi, moi leur papa, je suis dans le trouble.

Lorsque je me présente à l'hôpital, il est 8 h exactement. Je sollicite et obtiens la meilleure logistique et le meilleur encadrement pour mon épouse, la brave maman de mes deux anges. En effet, il n'y a que deux chambres VIP en maternité et une seule est encore disponible. Entre l'épouse d'un gouverneur et la mienne, c'est de mon côté que la balance a penché, et pour cause, j'ai non seulement bien parlé, mais en plus j'ai posé le cash sur la table. Ici en effet, ils sont fatigués avec les bons de prise en charge de l'État qui n'aboutissent qu'à endetter l'hôpital, à entretenir un dilatoire de pacha qui ne produit rien en termes de rentabilité.

Je suis maintenant avec Daa'da, dans cette chambre très confortable, grande et garnie de tout ce qui, dans un appartement, peut rendre heureux, entretenir un bon état d'esprit et favoriser la sensation de tranquillité et de bonheur qui vous assure un sommeil paisible.

– Comment as-tu dormi ?

– Bien quand même.

– Et comment te sens-tu ?

– Bon, pour l'instant, je n'ai plus de vertiges comme hier soir.

Hier soir j'étais vraiment malade. On a pris ma tension très tôt au réveil, à 7 h, et il semble que les paramètres ont changé pour le meilleur. D'autres examens sont en cours.

– Ok, c'est très bien tout ça. Je retourne voir la major.

– Au fait, on m'a dit que les médecins vont passer me voir à 9 h, et j'attends.

J'espère que tu ne pars pas au travail maintenant.

– Ah non, j'attends les médecins. Je dois être présent.

S'il y a une décision à prendre, nous la prendrons ensemble.

Me voici dans le bureau de la major :

– Bonjour Monsieur Shanda.

– Bonjour madame !

Alors, vous voyez vous-même que madame va mieux !

– C'est vrai et je vous en remercie infiniment.

– Ah non, nous faisons notre travail. Vous avez bien fait de l'emmener vite chez nous. En tout cas, les médecins ont commencé la ronde et arrivent ici dans une dizaine de minutes.

– Merci madame, mais est-ce que je peux compter sur vous pour la suite ?

– Oh oui, pas de problème. Simplement j'ai passé la nuit, et je devrais rentrer après le passage des médecins. Je dois en effet leur faire le point de la nuit.

V

Éclampsie ! c'est quoi docteur ?

Ils sont tous là, comme une délégation de plénipotentiaires arrivant à une conférence diplomatique. Certains tiennent un carnet, d'autres un dossier plus consistant. À la vue de ces sauveurs de vies, je respire, mon cœur bat un peu, mais la confiance m'habite plus que tout. Jamais je n'ai autant admiré des techniciens, des spécialistes, des sauveurs de métier. Ils sont impressionnants dans cet élan d'assurance et de fierté, pétris tous qu'ils semblent être, de connaissance et de génie du corps humain magnifié par leur seule présence en ces lieux comme professionnels.

S'il vous arrivait de négliger un médecin ou de ne pas lui réserver toute la considération qu'emportent son statut et son métier, sachez que le moment où il arrive pour se pencher, pour arbitrer, pour vous éclairer sur le sort d'un de vos vrais intimes, est capital, vital, déterminant, car à ce moment, vous vous sentez d'un seul coup prisonnier, dépendant, tributaire de son expertise. C'est lui qui va vous calmer, vous orienter, vous enlever ou vous plonger dans le doute, le désespoir et le sens de la continuité de votre destin.

Je suis d'abord maintenu dehors, pour laisser le temps aux membres du corps médical d'examiner le malade et de s'entretenir avec elle. C'est juste quelques minutes, mais j'ai l'impression que c'est pour l'éternité, tellement je suis pressé de comprendre, d'avoir leur avis, d'être fixé. Ce qui me stresse le plus, c'est que l'infirmière-major m'a dit avec insistance, que seuls les médecins sont qualifiés, autorisés et habilités pour me parler de la situation de mon épouse. Mais que me cache-t-on donc ?

Finalement, comme si c'était le résultat d'un concours difficile, une voix retentit :

– Mais il est où ?

– Faites venir le mari.

Voici un autre jour de ma vie, un jour d'exception.

– Bien, tenez, Monsieur Shanda, le très connu communicateur.

– Ah oui, c'est très juste, j'aime le lire.

– Moi pareil, je vous trouve très courageux.

– En tout cas, il n'a pas sa langue dans la poche.

Voilà des commentaires qui me perdent le temps, alors que moi j'attends de savoir ce qui se passe, que faire avec mon épouse, quel mal, quelle solution et quelle perspective.

À tour de rôle, les médecins se présentent :

- un gynéco-obstétricien ;
- un pédiatre ;
- un cardiologue ;
- un anesthésiste ;
- deux généralistes.

L'affaire est donc si grave, pour que tout ce beau monde se rencontre autour de mon épouse ?

Bon, je vais écouter maintenant, le cœur presque hors de la poitrine.

– Cher ami, me dit affectueusement le professeur Esso, le gynéco-obstétricien qui semble mener l'équipe,

Votre épouse réunit sept des neuf critères de gravité de l'éclampsie, et c'est pour cela que sa tension était si élevée au moment où vous êtes arrivés à l'hôpital.

La prise en charge a été parfaite, et jusqu'ici, nous pensons pouvoir contrôler la situation.

– Docteur, pardon, vous avez dit quoi ?

– Éclampsie

– Eclam…………. quoi, pardon ?

– Éclampsie

– C'est quoi donc cette maladie, docteur ?

– C'est un dysfonctionnement qui intervient sous forme d'anomalie et entraîne la présence du sucre dans les urines. La suite c'est l'élévation de la tension avec des œdèmes susceptibles de provoquer des accidents, des fausses couches et autres désagréments graves pour la femme enceinte. En principe, une prise en charge et un suivi sérieux permettent de maîtriser toutes les implications et de conduire la grossesse jusqu'à son terme.

– Merci docteur. Si je comprends bien, c'est très grave ?

– Non, pas ainsi, mais c'est délicat, surtout en fin de grossesse comme c'est un peu le cas et il faut être très prudent.

– Votre épouse a huit mois de grossesse, donc elle n'est pas encore à terme. Mais compte tenu de la situation de sa tension, nous sommes obligés de voir comment interrompre la grossesse maintenant, en nous assurant que nous prenons bien soin de la santé de la maman également.

– Merci docteur !

Mais écoutez-moi bien. Je compte sur vous pour sauver mon épouse, en tout cas pour obtenir le meilleur résultat. C'est vrai qu'il y a deux personnes en jeu, le bébé aussi. Mais soyons pragmatiques, je ne souhaite pas perdre mon épouse.

Le bébé est donc pour l'instant secondaire,

Il faut privilégier la vie de mon épouse.

– Nous vous comprenons bien, mais en tant que médecins, nous sommes obligés par serment, de protéger des vies, de sauver des vies, de prendre soin de chaque vie.

C'est ce que nous allons faire.

– Comment donc docteur ?

– Alors, je vous informe que pour qu'une femme accouche, il faut un écartement de 10 cm. C'est-à-dire une dilatation du canal de l'utérus qui permette que l'accouchement se fasse par voie basse et de la façon la plus naturelle qui soit. Or, pour l'instant, votre épouse est seulement à 6 cm. La marge restante n'est pas si énorme, mais c'est risqué de forcer.

En conséquence, nous allons la placer sous surveillance, en procédant par une technique précise, à l'augmentation de la dilatation de l'utérus jusqu'à un résultat d'au moins 9, et là nous pourrons faire le reste, c'est-à-dire provoquer l'accouchement tout de suite. Le processus peut prendre du temps, mais en aucun cas, nous ne prendrons de risque avec la vie de Madame Shanda.

Je vous rassure que nous allons tout déployer comme connaissances pour votre épouse, comme nous avons d'ailleurs l'habitude de le faire pour ce genre de patient. Donc, soyez tranquille et confiant. Par ailleurs, je vous informe aussi que pendant ce temps, nous resterons presque tous en stand-by pour gérer toutes les situations qui peuvent se produire.

– Merci docteur.

Je veux vous dire docteur,

Que rien ne manquera,

Qu'aucun moyen ne fera défaut,

Que je suis prêt à payer tout ce qu'il faut en termes de soins et de médicaments,

– Oui, ça, nous l'avons déjà réalisé et tout le monde le voit,

Cessez simplement d'être inquiet,

Nous avons connu pire que ce cas, et nous nous sommes bien sortis de la situation, en sauvant les deux, la mère et son bébé.

XXX

Lorsque je quitte le service, c'est à pas peu pressé que je m'éloigne. Une fois encore, je suis confronté à mon destin immédiat, et des images terribles d'un lendemain qui pourrait tourner au drame, me hantent sans que je me représente même ce que cela voudrait dire. Une seule chose est sûre, c'est le genre de parcours qui est le mien, le genre de vie, le genre de leçons, d'expériences et d'attentes. Dorothée est pour moi, l'aboutissement effectif d'un projet de vie, d'une évolution parvenue au stade du rêve accompli. Mon père me l'avait toujours dit et redit, que les diplômes seraient très bien, mais que plus que tout, le fait de rentrer au pays et prendre femme, une femme de chez nous, une femme bien camerounaise et noire, et par les voies et les moyens rituels, traditionnels et sacrés de la famille, serait alors la perfection. J'avais vécu toutes ces années, tous ces moments et toutes ces aventures à travers le monde, en pensant durement à mon mariage, au triomphe que serait mon union selon les souhaits de mon père.

Et puis, j'avais eu la chance de trouver Dorothée, une fiancée de rêve de surcroît sortant d'une famille amie à la mienne, une famille dont le père m'avait adopté dès ma prime adolescence pour ma bravoure, ma disponibilité et mon éveil. Non, quand le docteur parle de Madame Shanda, quelque chose dans mon cœur vient me rappeler qu'il y a une correction à faire, que ce n'est pas seulement cela, seulement une dame consacrée et scellée par le mariage et l'acte signé par le maire qui l'officialise. Dans mon cœur, mon esprit et mes pensées, le docteur ne sait pas que c'est de mon sauveur qu'il s'agit, parce que sans cette femme, je ne suis plus le fils, l'aventurier et le rêveur qui quitte son pays, s'enfonce dans un périple incertain et ambitieux à travers trois continents, et revient avec les lauriers admirables que bénit très humblement son père, en y ajoutant des conditionnalités.

Je me retrouve donc au parking, et Dorothée derrière moi, dans l'inconnu. Je ne peux m'empêcher de verser des larmes intenses, jusqu'aux sanglots, enfermé et presque caché derrière mes vitres teintées. Une fois de plus, et comme la veille, le dilemme s'installe :

Partir ou ne pas partir ?

Rester sur le parking jusqu'à onze heures ou midi ?

Rentrer tout simplement à la maison me coucher et abandonner le bureau ?

On réalise seulement au moment de restituer certains faits historiques, combien l'humanité a réalisé des bonds technologiques et marqué le temps de prouesses scientifiques. On réalise ensuite, combien, comment et jusqu'où certains événements, certains destins auraient été différents, si certaines grandes découvertes et conquêtes technologiques, avaient existé longtemps avant. Clairement, en cette année 1994, on ne parle pas encore de téléphonie mobile de masse. Si elle existe à un stade très restreint, voire embryonnaire, elle n'est encore qu'une technologie militaire dont le transfert, l'adaptation à la consommation de masse, donc civile, commence à peine à prendre place dans les développements des géants de la téléphonie, de l'électronique, de la radio transmission et de l'informatique.

Qu'est-ce que ç'aurait été beau, facile et pratique, de pouvoir comme aujourd'hui, disposer d'un téléphone mobile pour avoir tout le corps médical qui était autour de mon épouse en ligne, disponible, joignable en un clic ! Hélas, nous n'y étions pas encore, et cela me fait penser à autre chose, à la magie du fer à repasser à vapeur, et à la télévision couleur, deux accompagnateurs usuels de notre quotidien, mais dont il me souvient que la vulgarisation date de mes années d'étudiant à Paris, donc de moins d'un demi-siècle en réalité.

Le trajet qui mène de là, de ce parking où j'ai tourné et retourné mes pensées, craintes et espoirs, est tout sauf une marche normale. Chaque mètre est un fragment d'une véritable procession qui ne dit pas son nom, une procession faite d'hymnes à l'amour et pour une si intense affection envers Daa'da, dont je ressens mieux que jamais la profondeur brutale et la tendresse enveloppante. Les roues de mon véhicule ne remplissent pas qu'un rôle qu'indique une mécanique articulée par les commandes d'un moteur depuis mon volant, elles dessinent lentement les traits nourris d'interrogations, du délicat chemin vers mon bureau du ministère des Affaires étrangères que j'aurais mille fois préféré ne pas fréquenter ce matin. On ne peut pas dire vraiment que je suis au travail lorsque je m'installe enfin dans mon fauteuil de tous les jours. Les dossiers que me porte bientôt mon assistante me font pitié, parce qu'ils sont reçus en orphelins d'un moment, en une espèce de trouble-fêtes, en encombrants compagnons ignorant tout de mes soucis et préoccupations de l'heure.

– Patron, vous n'avez pas l'air en forme ce matin, interroge mon assistante.

– C'est vrai, vous avez raison.

– Avez-vous eu un malheur ?

– Non, rien de bien grave. Simplement, je n'ai presque pas dormi de la nuit.

– Que vous est-il arrivé ?

– Pas grave, vous dis-je.

– Oui, mais c'est la première fois que je vous vois ainsi.

– C'est exact. J'ai passé la nuit avec mon épouse à l'hôpital.

– J'espère qu'il n'y a rien de grave.

– Oui, ça va aller, elle est en observation, bientôt à terme.

– Oh, Seigneur, prions pour elle que tout se passe bien.

– Merci.

XXX

Ce septième jour du mois de juin 1994, il est exactement 11 h 45 min Je viens de me garer au même endroit où je me trouvais deux heures plus tôt. Il était en effet 9 h 45 min lorsque j'avais difficilement pris congé de l'hôpital. Je suis de retour dans une autre disposition d'esprit, dans une attente qui sera des plus courtes. Pas question d'anticiper sur quoi que ce soit, sur une issue ou sur une autre. Je n'ai pas reçu d'appel sur mon téléphone du bureau, donc pas de nouvelles est égal à bonnes nouvelles. Mais ce n'est que le principe, car les hôpitaux sont réputés pour taire les mauvaises nouvelles. En réalité, ça calcule dans ma tête gravement, et je n'exclus rien, même pas le pire.

Tout de même, une chose qui me rassure, c'est la pléiade de médecins, mais aussi d'infirmières que j'ai laissés autour de mon épouse. Il me souvient que la major m'a même soufflé à l'oreille que c'est très rarement qu'on voit ce genre de mobilisation pour un patient.

Lorsque je mets le pied à terre, je ne suis plus déjà la même personne qui conduisait il y a juste quelques minutes, je suis un messager venu de loin pour recevoir la réponse à une demande, à une requête, à une sollicitation, à une promesse quasi divine. Il n'y a donc aucune seconde à perdre. Les agents de sécurité avec lesquels j'ai échangé quelques mots le matin, sont à leur poste et ne manquent pas de me faire de grands gestes affectueux à l'approche. Prudent, je marque un temps d'arrêt pour leur parler un peu. En fait, ce sont des gens souvent très au courant de tout ce qui se passe en bien ou en mal dans les services de l'hôpital. Il vaut mieux cultiver et mériter leur amitié, d'autant plus qu'ils ne demandent qu'à recevoir un peu de respect et à se sentir valorisés, traités avec dignité et intégration.

– Bonjour grand, c'est déjà le retour ?

– Oui, mes chers frères, je suis revenu.

– Bonne chance pour madame alors.

– Ah, merci bien.

– Au retour non ?

- Oui, à tout à l'heure bien sûr.

À ce niveau, rien n'a filtré, ce qui est sans doute un bon signe. Toute situation désastreuse, dramatique ou compliquée, serait parvenue à leurs oreilles.

Je presse donc le pas et m'engouffre bientôt dans le grand hall d'accueil.

VI

La délivrance
La mère et l'enfant sont saufs

J'ai à peine commencé à gravir les marches de l'escalier qui mènent à la maternité, que je suis brutalement intercepté par une infirmière toute belle dans sa blouse blanche en ces termes :

– Félicitations l'heureux papa !

– Hein, madame, quoi ?

– Félicitations !

– Vraiment ?

– Oui, votre épouse vient d'accoucher par voie basse, sans intervention.

Il est impossible de décrire ce que je vis à ce moment-là. Je ne peux pas reproduire ni rendre compte de ce qui dans mon histoire personnelle et celle de ma famille, a sans aucun doute la même importance que la libération de la Bastille pour les Français ou encore l'accession du parti de Nelson Mandela au pouvoir en Afrique du Sud pour la majorité noire.

J'ai envoyé la main dans la poche droite de ma veste et sorti trois cent mille francs CFA en billets de dix mille que je conservais. À l'infirmière, j'ai remis trois billets, et le reste, je me suis mis à en donner à chaque personne que je croisais sur mon chemin jusqu'à la salle de repos où se trouvait encore Dorothée.

XXX

Les larmes de joie, c'est pour des occasions chargées de tellement d'émotions, quand vous devenez tout petit, tout simple, tout mortel et fragile, perdu dans des frissons qui vous emportent en injectant dans votre être, des sensations étonnantes de gaîté, de satisfaction et de délivrance. Personne ni aucun âge n'est vraiment à l'abri, et rien ni aucune magie n'arrête les développements nerveux et sensoriels qui en résultent.

Voici donc Dorothée, mon épouse, ma moitié, la partie de moi-même sans laquelle ma vie à cet instant et mon histoire des vingt dernières années ne sont franchement qu'une coquille vide sans signification ni même réalisation.

Voici Daa'da, de son petit nom d'enfance, déductif affectueux de Dorothée, comme son père aime bien l'appeler. Je suis partagé entre l'embrasser, mais est-ce possible ! me rouler par terre en signe de joie extrême, et me taire. Sur mes joues, ces deux filets de larmes vite essuyées par une main tendre de l'infirmière qui se tient tout à côté. Il faut dire que sur place, et ce en dépit de l'étroitesse de la pièce, se tiennent jusqu'à cinq dames en blouse blanche. La nouvelle s'est répandue trop vite, et à tel point que la sécurité de l'hôpital a dépêché deux agents pour bloquer l'arrivée de gens indésirables à la maternité.

Oui, on a trop commenté sur ce mari hors norme, sur cet homme qui a sorti son chéquier le matin pour dire qu'il n'avait pas grand-chose dans son compte, mais qu'il mettait les trois millions qui s'y trouvent à la disposition de l'hôpital pour sauver son épouse. On a fait circuler la nouvelle d'un monsieur qui a dit qu'il donnait la priorité à la vie de sa femme, si jamais les choses se compliquaient.

Et puis, cette folle distribution de billets de banque, comment ne pas en parler ? Où a-t-on déjà vu des choses pareilles ? En tout cas, j'ai créé, sans le vouloir, un précédent terrible, un précédent heureux certes, mais un précédent qui interroge, dérange et interpelle par l'exemple d'attachement à la santé et à la vie de mon épouse.

Dorothée est en train de manger, de manger, de manger presque gloutonnement. Ma très chère épouse et maman de notre nouveau bébé, a juste quelques mots pour moi :

– Ah, tu es là ?

On t'a appelé ?

– En tout cas, c'est fini, je suis libre.

Et où est le bébé ?

– Laisse-moi manger d'abord, j'ai eu très faim.

– Venez, Monsieur Shanda, me dit une infirmière en tournant ses talons dans un geste sympathique accompagné d'un large sourire. Je vais vous montrer votre bébé.

Nous voici au service de néonatalogie situé en pédiatrie. Dans une pièce très spéciale sont positionnées une dizaine de couveuses. La vie est un mystère et c'est sans doute ici que l'on réalise à quel point elle peut ressembler à une franche banalité, à un rien, à une blague de scientifique mêlée de prouesses technologiques et médicales savantes.

La pièce est placée sous des conditions strictes que doit respecter tout le monde, visiteurs et personnels médicaux. Il importe même de signaler que les visites y sont en principe interdites, à l'exception du père et de la mère. En somme, la famille au sens large, comme on en a le secret en Afrique, n'est pas acceptée ici. Autre chose, l'accès aux enfants est un autre parcours de préparation. Il faut passer par une autre pièce attenante où l'on est soumis à une sorte de désinfection, avant d'enfiler une combinaison de circonstance. Voilà qui me rappelle ces images de cosmonautes.

– Voici votre bébé.

C'est le numéro 15.

Vous pouvez voir le nom sur le petit bracelet autour du poignet.

Elle ne ressemble à rien n'est-ce pas ?

Mais rassurez-vous, dans quelques jours vous ne la reconnaîtrez pas,

Nous en avons vu plus petits comme bébés ici,

Le vôtre est un prématuré de juste huit mois, mais nous en voyons même de sept mois et qui pèsent un kilogramme. C'est souvent le cas des naissances mamellaires.

Votre bébé pèse 2 100 g. Elle sera gardée jusqu'à maturité, donc trois à quatre semaines, selon le pédiatre qui décidera.

Difficile de montrer un signe quelconque d'acquiescement ou de satisfaction tout de suite, à moins d'être un parfait hypocrite. En réalité, on ne peut qu'être inquiet lorsque l'on entre et sort de ce service. Les enfants pour la plupart sont tellement minuscules, que l'on a toutes les raisons de douter de celui qui vous est présenté comme étant votre bébé.

Justement, je n'ai pas fini de me poser discrètement des questions que je tombe dans le couloir sur un jeune couple :

– Monsieur bonjour !

– Bonjour madame,

– Vous aussi vous avez un bébé ici ?

– Bien sûr, mon épouse a accouché à midi.

– Nous nous sommes là depuis deux semaines

– Ah bon, votre bébé aussi est prématuré ?

– Oui monsieur, et malade.

– Alors, pourquoi ça dure tant ?

– On nous dit que l'enfant n'est pas encore bien. Or, nous voulons partir avec notre fils.

Le mari intervient à son tour :

– Grand frère, nous ne comprenons vraiment rien ici.

– Comme ça rien ?

– Vous voyez vous-même que les enfants sont presque tous pareils.

– C'est-à-dire ?

– Nous craignons une confusion.

– Allons, vous avez peut-être raison, mais prenez votre mal en patience et faites confiance au médecin.

– Nous voulons bien, mais il y a trop d'histoires sur les vols de bébé.

– Ne craignez pas tant, il y a la sécurité ici.

– D'accord grand, mais et si alors on confond ou on change le bébé !

Comment traduire ce que je dis, ce que je vois, ce que je pense et ce que je crains réellement ? Parce que la société n'accepte pas le vide, il faut toujours une référence, un point de chute, une porte qui puisse servir de dépotoir, de source d'explication ou de compréhension. Je suis pourtant aussi inquiet que ce jeune couple, mais j'apparais à leurs yeux comme celui qui est socialement ou visiblement capable de porter leurs récriminations, de les calmer, les comprendre et les aider. Ces jeunes ont eu le temps de me raconter toute leur vie en quelques secondes, et pour cause, c'est leur premier enfant. Qui leur reprochera d'être conditionnés par la société, par les aspects les plus effrayants et les plus pervers du quotidien d'un pays qui souffre de mauvaise gouvernance et produit des déviances aussi insoutenables qu'impensables ?

Au fond, le jeune couple n'a pas si tort, puisque je me décide d'aller à la rencontre du professeur Tchokoteu, le chef du service qui est heureusement à son bureau.

– Bonjour grand frère !

– Bonjour Shanda, tu es venu me remercier pour ton bébé !

– Effectivement, merci professeur.

– Oui, j'ai compris ce matin que tu avais très peur.

Maintenant tu vois que nous savons faire notre boulot.

– Ah, professeur, je n'en ai jamais douté. Mais, je n'ai jamais connu une telle situation avant.

– Retiens donc qu'il y a toujours une première fois, et que les choses qui arrivent aux autres peuvent aussi t'arriver.

– C'est clair docteur.

– Bon, qui est-ce que tu m'amènes là ?

– Ah, oui, c'est un jeune couple qui a aussi un bébé dans la couveuse.

Ils sont venus te remercier également.

– C'est bien, mais ont-ils des problèmes ?

– Non, non !

– Laisse-les parler, ne les étouffe pas.

– C'est vrai docteur, il n'y a pas de problème, sauf que nous sommes ici depuis deux semaines.

– Deux semaines, ce n'est pas possible.

– Oui, exactement dix jours.

– Là, c'est exact. Il ne faut rien exagérer. Votre fils sera libéré demain dans l'après-midi, si les derniers examens qui seront effectués le matin sont concluants.

Mais déjà je peux vous rassurer que vous partirez avec lui, et comme toujours, je ne vous reverrai plus qu'à un prochain accouchement, ou peut-être même pas.

Le docteur, le professeur, le génie de circonstance a parlé, mais comment apaiser les gens dès lors que se mêlent dans leur esprit certaines croyances, influences et traditions ? La jeune dame qui marche d'un pas lent et visiblement peu rassurée, a ces mots à mon endroit :

– Papa, j'ai bien compris le docteur, mais ma mère m'a dit de rentrer aujourd'hui avec cet enfant pour qu'on l'emmène au village. Elle ne comprend pas pourquoi ce qui m'arrive ne lui est jamais arrivé, et n'est jamais arrivé à personne d'autre dans la famille. Cette histoire d'enfant prématuré est certainement un sort que sa coépouse m'a jeté lorsque j'ai séjourné chez mes parents durant tout le troisième mois de la grossesse parce que j'étais malade.

– Non, ma fille, comme tu es primipare, il n'y a pas de mystère à ce que tu sois un peu malade au début de la grossesse. C'est quelque chose qui arrive même aux femmes qui ont déjà fait beaucoup d'enfants. Maintenant, quant aux déclarations de ta maman, je ne peux entrer dans vos querelles de famille. Mais vous êtes jeunes et vous devez faire attention aux superstitions de toute nature. Je suis moi aussi d'une famille polygamique, tout comme d'ailleurs mon épouse, et je peux te dire que la vie n'y est pas et n'a jamais été un long fleuve tranquille ni une nuit de fête et de joie.

-Oui, mais papa, ma mère disait tout le temps qu'elle ne rêvait pas bien de ma grossesse, et vers le sixième mois, sa coépouse demandait de mes nouvelles chaque jour.

– Alors quoi ?

– Tu vois qu'elle a quand même un peu raison non ?

– Pas du tout, soyez patients, objectifs et positifs.

Le docteur a dit demain et il faut attendre demain.

Vous voyez bien qu'il y a là-dedans une dizaine de bébés, est-ce à dire que tous sont là parce qu'une coépouse de leur grand-mère a maraboutée quelque chose ?

Allons, allons les enfants !

Il faut choisir entre la réalité et les racontars sans tête ni queue.

Soyez heureux d'avoir un enfant, parce que d'autres se marient et n'ont rien du tout après des années.

– C’est vrai papa.

J’ai ma copine d’enfance qui s’est mariée depuis deux ans et elle n’est jamais tombée enceinte. Sa belle-famille commence déjà à bavarder et à demander à son mari de chercher une autre femme.

- Hein, voilà, il n’y a pas que cela, il y a d’autres qui conçoivent et l’enfant ne reste jamais, souvent des fausses couches successives difficiles à expliquer. D’autres encore font des mort-nés.

– Alors, vous voyez combien vous êtes heureux ?

Vous aurez votre bébé demain.

Surtout, n’allez pas au village pour un quelconque traitement.

Restez en contact avec le médecin et tout ira bien.

Encore trois jours à l’hôpital, et Daa’da était de retour à la maison, mais sans notre nouveau-née.

La vie sans son bébé, la vie en sachant que son bébé est ailleurs, dans un petit lit en forme de prison et de laboratoire à la fois. C’est chaque jour un trajet et une attente, attente parfois ennuyeuse et intrigante. Pour n’importe quel parent il y a un trouble à supporter longtemps une telle situation. C’est après une semaine que je commence à comprendre le jeune couple qui m’avait abordé. La nuit, je me réveille et pense aux craintes exprimées par ces jeunes de moins de trente ans qui ne supportent plus de ne pas repartir avec leur bébé.

Me voici donc aussi préoccupé qu’eux, moi qui les rassurais, moi qui leur disais tant de choses sur la sécurité. Au fait, si on volait mon propre bébé ?

Et si on changeait mon enfant, ma fille ?

À quoi ressemblerait l’autre-là ?

En tout cas, une courte personne ne serait pas de moi.

Et un enfant trop clair ou métis non plus.

C’est une situation horrible à vivre. Il y a quelques jours seulement, je craignais pour la vie de mon épouse. Je ne me voyais pas vivre sans elle, vivre la vie de veuf, vivre un drame et vivre ces deuils où l’on perd la tête, où l’on s’évanouit devant la dépouille à la morgue, ou lors du rituel chargé d'émotions des témoignages aux obsèques. Maintenant, c'est une autre situation, non moins moralement et physiquement dérangeante.

On a beau être courageux et didactique comme je le suis, la sérénité n'est pas toujours au rendez-vous. Que personne ne vienne surtout jurer qu'il est tellement fort, confiant, assuré et rassuré, qu'il dort d'un sommeil paisible et heureux dans ces conditions. Avec une femme qui vient d'accoucher et qui se retrouve plusieurs jours sans son bébé, on perd un peu l'équilibre.

Pour les époux non participatifs, chefs de famille purement formels, ceux qui mènent la vie des écarts, rentrent tard et ne maîtrisent rien de la vie de famille, l'histoire peut se présenter autrement. En fait, les situations de cette nature peuvent traduire pour ces papas irresponsables, moins de pression, moins de stress et moins d'engagements. Par contre, quand vous avez été présent, quand vous êtes présent, quand vous partagez tout au quotidien, c'est comme je l'ai souligné tantôt, deux grossesses en une, deux mamans en une et deux papas en un.

Ici, j'étais dans Dorothée, et Dorothée était dans moi.

La grossesse avait été pour nous deux, et nous deux nous, nous avions été pour la grossesse.

La souffrance avait été pour nous deux, et nous deux nous avions souffert.

Nous étions tous les deux habités par le doute, et tous les deux nous avions douté et partagé le doute.

Le bébé est maintenant pour nous, et nous nous sommes pour le bébé.

La deuxième semaine, alors que nous nous attendions à voir notre bébé libéré de sa petite prison, le docteur nous annonce qu'à cause d'une infection, il faut garder l'enfant pour trois ou quatre jours supplémentaires. En effet, notre petit ange a pris de la couleur et ressemble à un papillon jaune. Tantôt c'est un palu, tantôt c'est une infection, tantôt c'est un phénomène très courant chez les prématurés. En tout cas, le traitement se fait par rayons ultraviolets, encore une sorcellerie comme dirait mon jeune couple de tantôt. Toujours est-il que chacun peut effectivement constater ce qui se passe et les effets de la médication appliquée par les médecins.

Il n'est pas inutile de noter que plus on est instruit, connu, averti et réactif, mieux on est renseigné, considéré et associé à l'ensemble du processus, du diagnostic de la pathologie, au choix de la thérapie et aux conditions de son application.

Le professeur Tchokoteu, puisque c'est de lui qu'il s'agit, est un homme rigoureux, sévère, exigeant et surtout élitiste. Il faut être armé pour l'affronter, et avoir un certain entrain pour soutenir la conversation avec lui, parce que c'est quelqu'un qui a de la matière et maîtrise la matière. C'est quelqu'un qui n'entend pas recevoir des leçons de n'importe qui ou de monsieur tout le monde, et n'accepte de contrariété que pour autant que son auteur montre patte blanche avec un parchemin respectable et sans reproche. Il y a mieux, la dimension sociale sélective et même très sélective qui en fait un vrai patron de médecine sur qui on peut compter pour mener à bon port, une problématique pathologique, même la plus compliquée et la plus complexe. Si je le dis, c'est pour fixer le cadre dans lequel j'évolue, et prescrire les égards somme toute mérités, que je réserve au Docteur, à qui je mets un soin à m'adresser en usant toujours de l'appellation de « Grand frère », avec toute la symbolique et l'émotion que cela comporte à la fois pour lui, pour moi et pour notre environnement anthropologique.

J'ai tout à fait raison, pas de le ménager, mais de restituer ce qui en lui et pour lui, est non seulement essentiel de caractère, mais fondamental professionnellement et cardinal socialement.

Lorsque ce jour de fin du mois de juin 1994, je tiens enfin mon bébé pour le remettre à sa maman assise à la place du passager dans notre véhicule, le soulagement est à son firmament. Précieux et disponible après tout, affectueux et surprenant comme le sont souvent des personnes qui vous marquent, le professeur a tenu à nous accompagner jusqu'au véhicule dans la cour de l'hôpital.

Et puis,

– Bon, vous rentrez bien,

J'espère que la peur est finie, parce que je t'ai senti par moments pas en paix,

J'attends le prochain bébé ici même,

Allez, à bientôt,

J'imagine le comité d'accueil à la maison.

Ainsi s'exprima le grand frère, et ainsi nous avons quitté cette impressionnante bâtisse de l'hôpital général de référence de Yaoundé, fleuron de la coopération belge devenu quelques années seulement plus tard, une hideuse institution célèbre uniquement pour sa morgue réservée et calibrée pour héberger les dépouilles des pontes politiques et des premiers des classes aisées de tous statuts et de toutes origines.

VII

Elle se prénommera Winnie et puis Victoire, et ce sera Winnie Victoire

Non, les Hommes ne naissent pas libres et égaux !

Non, il ne peut, il ne saurait être question d'aligner toutes les naissances dans le même couloir, dans la même portée significative, dans la même valeur sentimentale et émotionnelle.

Non, non, et mille fois non à cette mauvaise publicité des temps que les manipulateurs de l'histoire, les maîtres de la pensée unique et les seigneurs des idées impériales et dominatrices ont installée dans la conscience collective universelle.

Il y a dans le contexte, le milieu, les circonstances matérielles, morales, affectives et politiques, la source de la symbolique que représente chaque enfant individuellement. Soutenir le contraire, c'est faire injure aux réalités des confrontations sociales, des fractures qui existent de fait entre les maîtres et les esclaves, les riches et les pauvres, les forts et les faibles.

C'est donc à raison que je me porte candidat pour prendre la place de champion de la dénonciation de ces idées reçues trop conventionnelles et trop impérialistes.

Comment fait-on pour trouver le nom, pour donner le nom, pour affirmer le nom d'un enfant qui est venu au monde, dans la douleur des temps, dans les pires doutes et souffrances des parents et dans l'incertitude de certains milieux hospitaliers où la mauvaise gouvernance, la corruption et l'absence de conscience professionnelle induite, font que la vie d'un être humain ne vaut plus un sou ?

Dans toutes les traditions culturelles, le nom donné à un enfant peut révéler de nombreux incongruités, défis, promesses et reconnaissances. Chez nous, toute idée de respect d'un quelconque arbre généalogique a laissé la place à une volonté de coller l'image, la réputation ou le lien d'amitié de quelques connaissances et relations, à l'enfant qui vient au monde. C'est tout le contraire par exemple de l'Occident, où la lignée immédiate s'observe facilement à travers l'agencement des noms au fil des siècles.

Mais la particularité de l'Afrique qui monte, celle qui est terre de toutes les souffrances de l'histoire et des pires négations de la dignité humaine, celle qui est terre de l'esclavage et de la barbarie coloniale au nom de la « mission sacrée de civilisation », celle qui est connue simplement comme source d'exploitation des matières premières, celle qui est célèbre pour les mines à perte de vue du Congo, celle qui est connue pour les diamants de la guerre et des crimes de sang, celle qui est connue pour la ségrégation raciale imposée aux Noirs d'Afrique du Sud, leur terre et leur foyer naturel, celle qui a vu naître et mourir Patrice Lumumba, Steve Biko, Ruben Um Nyobè, Félix Roland Moumié, Ernest Ouandié, Thomas Sankara, Ahmed Sékou Touré, Marien Ngouabi, Amilcar Cabral, Edouardo Monlane, Agostino Neto et Mohamed Murtala, c'est de porter sur la face, sur le corps et dans le cœur comme une plaie béante, des souvenirs dont il est difficile de se séparer au quotidien.

Cette Afrique-là ne peut plus, ne peut pas, ne saurait s'enfermer dans des pratiques qui ne pensent et ne consacrent le nom qu'à partir du prisme égoïsme d'une petite famille, d'un petit clan, d'un cercle villageois fermé et étroit.

En effet, la nouvelle Afrique, celle pétrie des souvenirs des blessures, des offenses et des humiliations, tient au nom, par le nom et avec le nom, une source de repères didactique, formateur et volontiers initiatique. Il s'agit alors pour la gent sociale politiquement préparée et idéologiquement armée, de formater dans la mémoire des progénitures qui surgissent des entrailles des jeunes couples, le sens de la responsabilité simplement à partir du nom dont on les baptise.

Voilà comment, quand naît ma première fille, j'ai tout de suite eu présent à l'esprit les noms de deux femmes noires qui ont marqué l'histoire de notre peuple, l'histoire de la race, mon histoire personnelle et mon éveil. Ce sont ainsi Angela Davis et Myriam Makeba. La première aura conduit une résistance contre le racisme et mené le soulèvement des étudiants noirs sur des campus aux États-Unis dans les pires moments de l'ostracisme diligenté par les partisans à peine cachés du Ku Klux Klan, le mouvement suprématiste et criminel blanc. Poursuivie, recherchée par toutes les polices des États-Unis, cette intellectuelle formée sur les bancs des facultés de philosophie, émergera de là comme une égérie mondialement respectée de la conscience noire et une militante universelle des droits civiques. Quant à la deuxième, la chanteuse, chorégraphe et cantatrice Myriam, c'est à juste titre que certains l'ont appelée « Mama Africa ». D'origine sud-africaine, elle est contrainte très tôt de s'exiler pour faire entendre la voix de son peuple martyrisé et populariser la lutte de libération que mène l'ANC sous la conduite de Nelson Mandela. Elle sera accueillie à bras ouverts par le président Ahmed Sékou Touré et s'établira en Guinée, pays dont elle prendra aussi la nationalité et portera le passeport jusqu'à sa mort.

Donc, pas d'hésitation pour le prénom de ma première fille. Elle se prénommera Angela Makeba.

Ensuite, il faut toujours rendre à César ce qui appartient à César. Chez nous, la tradition voudrait que le premier enfant, particulièrement du fils chéri et adulé, soit l'homonyme d'un des grands-parents. Soit c'est la grand-mère si le bébé est une fille, soit le grand-père si le bébé est un garçon. Mais alors, de quel côté, puisque le mari et la femme ont chacun un grand-père et une grand-mère ? Ici, pas d'hésitation. Celui qui est au-devant, qui tient la barre, qui joue dans la priorité, est le chef de famille, c'est-à-dire clairement le mari. C'est donc du côté du mari que viendra le choix. Dans le cas d'espèce, mon premier enfant est une fille, et c'est donc ma grand-mère maternelle, la mère de ma mère, qui aura les faveurs de l'homonymie avec la nouveau-née. Tenez, ce pouvait aussi être ma grand-mère paternelle, mais cette dernière étant décédée depuis trop longtemps, il n'y avait pas lieu d'insister pour la ressusciter, bien que cela soit toujours possible.

Ma grand-mère maternelle, la mère de ma mère, femme affectueuse et entreprenante, reine adulée par mon propre père, son beau-fils dont elle a souvent été la conseillère, ne pouvait qu'être la préférée. Son nom, Tchamou, sera ainsi joint au mien, pour donner quelque chose de définitif qui sera assez représentatif à la fois de l'immense affection qu'elle a toujours eue pour moi, et la nécessité de préserver ma souche familiale nucléaire.

Mais attention, il faudrait encore que le grand-père ait avec sa femme, une certaine entente, une certaine complicité pour que l'opération soit acceptable, pour que cela n'apparaisse pas comme si le jeune homme privilégie d'abord sa famille maternelle. En effet, il y a aussi des femmes du côté du grand-père, c'est-à-dire par exemple, ses sœurs, cousines et autres. Grand-mère Tchamou, était comme je l'ai très bien souligné, une complice de grand-père Shanda, le père de Shanda Tonme.

L'autre erreur à ne pas commettre, c'est de sauter directement pour aller voir du côté de la belle-famille, de la famille de l'épouse. C'est possible et c'est déjà arrivé. Mais alors, la réplique dans les commentaires qui peuvent même prendre une tournure dramatique sera de conclure que le garçon est commandé par sa femme, qu'il est sous les ordres de cette dernière et, par conséquent, sous influence de sa belle-famille. D'ailleurs, de telles situations ne se produisent que très rarement, parce qu'en dépit de tout ce qui peut suivre ou être dit, l'enfant représente trop d'intérêts dans les traditions africaines au sud du Sahara. On continue d'ailleurs dans de nombreuses familles d'évaluer l'importance d'une personne et la considération dont elle jouit socialement, par le nombre de ses homonymes.

On comprend donc pourquoi le nom doit toujours dire quelque chose, rappeler quelqu'un, rappeler quelque chose et symboliser quelque chose. La charge scientifique et anthropologique dépasse très largement le canevas de pures fantaisies ou des volontés des géniteurs directs.

Le nom complet de l'enfant sera donc, SHANDA TCHAMOU ANGELA MAKEBA.

XXX

Viendra donc le deuxième enfant, un brave petit garçon dont les cris, à la sortie du ventre de sa maman, franchiront les portes de la salle d'accouchement pour réveiller tout l'hôpital à 2 h du matin ce 13e jour de février 1991.

Encore l'histoire, l'histoire et seulement l'histoire. Je suis étudiant à l'université de Dakar en 1975 où je commence mes études de droit. C'est en cette année qu'Almicar Cabral, le chef du PAIGC (Parti africain pour l'indépendance de la Guinée et du Cap-Vert) est assassiné. Intellectuel sérieux, agronome de formation et anthropologue de renom, il avait prédit son destin tragique à plusieurs reprises par une déclaration qui marque dorénavant tous les écrits révolutionnaires : « quelle que soit la main qui m'abattra, ce sera une main impérialiste ».

Pour un jeune Camerounais qui débarque à Dakar, il est difficile de résister à la comparaison, à cette époque, avec son pays qu'il a laissé derrière. En effet, on a le sentiment ici que l'on vit dans un autre monde, un monde plus proche de la manifestation d'une certaine expression de révolte, d'une parfaite conscience des enjeux auxquels l'Afrique, le peuple noir et tous les misérables du monde entier font face. L'université de Dakar n'est pas n'importe quelle université, c'est l'une des rares dans le giron francophone africain, où le syndicalisme estudiantin a pris corps et produit des effets toniques. Et sans doute aussi parce qu'à la tête du pays trône un des tout premiers intellectuels, écrivains et savants représentatifs de l'intelligence africaine, en l'occurrence Léopold Sédar Senghor ; il y a comme une complicité avec tous les mouvements de libération, dont le PAIGC.

Il faut donc comprendre l'onde de choc que produit l'assassinat du militant nationaliste, panafricaniste et chef de la guerre de libération. La mort de Cabral sera durement ressentie dans la jeunesse estudiantine et l'on enregistrera même un début de mouvement d'humeur sur le campus.

Quant à Patrice Lumumba, son nom m'aura marqué depuis les bancs de l'école primaire. Mais plus que son action et sa stature historique dans la promotion de la cause de l'indépendance du continent, c'est la façon dont il est éliminé qui constituera pour moi un héritage lourd de significations. J'ai passé toute mon enfance à brocarder sur les récits, les dires et les témoignages. Apprendre qu'il fut liquidé après avoir été sauvagement torturé, qu'il essaya de s'enfuir pour rejoindre une région où il aurait pu être en sécurité, mais qu'il fut rattrapé par ses bourreaux belges et congolais, tué, découpé et plongé dans un fût d'acide, a tourné, retourné et troublé mes différents âges. La dernière lettre à sa femme Pauline, est tout un hymne à la révolte et traduit le degré d'engagement non plus seulement pour le Congo, mais pour l'Afrique entière.

Mon brave garçon se prénommera donc PATRICE CABRAL.

Maintenant, pour le nom d'accompagnement, celui qui doit être puisé dans la famille, en fait dans l'une ou l'autre des familles, c'est-à-dire, soit du côté du père, soit du côté de la mère, il me faut prendre plusieurs paramètres en considération. Le premier c'est que j'ai déjà donné à ma première fille Angela, le nom de ma grand-mère maternelle, Tchamou. Sauf à jouer faux ou à me moquer de ma belle-famille, je devrais logiquement chercher de son côté. Le deuxième paramètre tient au fait que s'agissant d'un garçon, je devrais privilégier mon beau-père. Mais seulement voilà, si je lui donne directement le nom de Ngongang, le nom de papa Jean, mon beau-père, les choses ne se présenteront pas bien du tout. En effet, étant donné que mon propre papa n'a rien eu sur le premier enfant, puisque c'était une fille, je ne peux pas maintenant faire comme si j'aimais plus mon beau-père.

Que faire ? En fait, j'ai une occasion en or d'honorer mon beau-père sans allumer les critiques et les suspicions dans ma propre famille. Il se trouve que ma belle-sœur Rose, sœur aînée de mon épouse, est le chouchou de mon beau-père et porte le nom de la mère de celui-ci. Or, c'est Rose qui nous a accompagnés à l'hôpital quand Daa'da est entrée en travail, et c'est avec elle que j'ai attendu dans le hall. C'est elle qui a été appelée pour habiller le nouveau-né. Tout tombe donc bien. Mon beau-père n'en sera que plus honoré et fier.

Au final donc, le brave nouveau venu dans la famille Shanda portera, comme sa sœur aînée Angela, un nom et un prénom emblématiques.

SHANDA SANOU PATRICE CABRAL.

Ce nom aura une autre histoire heureuse plus tard, lorsqu'en effet, je découvre que non seulement j'ai mal écrit le nom de ma belle-sœur, mais aussi qu'en l'écrivant mal, je me suis fait plaisir deux fois. Comme il est de coutume en Afrique pour les noms des personnes nées au lendemain des indépendances lorsque les préposés d'état civil étaient des indigènes maîtrisant à peine la langue de Molière, le même nom peut être écrit de mille façons, selon le niveau d'instruction ou selon l'interprétation phonétique propre à celui qui reçoit la déclaration de naissance. Pour ma belle-sœur, je dois confesser que je n'avais réellement pas pris le soin de connaître son nom de naissance. Je connaissais Madame Noumbissi, le nom de son mari, puis son prénom Rose. Je ne connaissais pas non plus le nom de la grand-mère paternelle de mon épouse, ce qui n'est pas une vraie surprise.

Alors, quand je me rends à la mairie pour la déclaration de naissance, je remplis ma fiche de la maternité en écrivant SANOU, au lieu de Sangnou comme c'était écrit sur les documents personnels de ma belle-sœur. Pour moi, le contrat familial et affectif était rempli et tout le monde était content de ce choix de nom. Mais pour moi, c'est une autre satisfaction qui se présentait. Il se trouve simplement que l'un de mes meilleurs amis et complices à la Sorbonne s'appelait Sanou Nagongou, de nationalité malienne.

En effet, mon ami Sanou m'avait non seulement marqué sur les bancs de l'université, mais encore mieux par ses nombreuses lettres de désespoir envoyées depuis le Mali quand il découvre la misère de nos pays à son retour des études. Je suis alors déjà retourné au Cameroun moi aussi, et je peux lire par exemple ceci dans une de ses correspondances : « *cher ami, on nous a appris en droit international qu'un pays ne meurt jamais, qu'il n'y a pas de cimetière pour les États. Mais, comment peut-on continuer à appeler Etat, un pays où chaque coin de la rue dégage une misère insoutenable. Je suis bien rentré au Mali et je suis au Mali, mon pays, mais je crois qu'on risque, si la situation devait en rester à ce que je vois, de créer un cimetière spécialement pour l'État malien* ».

Voilà donc, et sans que j'aie planifié mon coup, le bonheur décuplé d'un papa qui parvient à honorer à la fois sa belle-famille et son ami à travers le nom donné à son nouveau-né.

XXX

Winnie, Winnie, Winnie Mandela,

Rarement peut-être, une femme aura tant fait parler d'elle, tant symbolisé l'espoir d'un peuple, tant montré le leadership. L'Afrique qui est sortie croit-on du colonialisme et de l'oppression après 1960, doit encore traîner la honte des affres du système et du régime d'apartheid en Afrique du Sud.

L'Afrique est humiliée, piétinée, réduite à une terre où l'on trouve encore une majorité noire marginalisée, insultée et réduite à la condition de sous-êtres, parce qu'une poignée de Blancs a confisqué le pouvoir depuis plus quatre siècles.

Dans ces conditions, les Noirs se sont organisés dans le cadre de l'African National Congress (ANC), pour lutter les armes à la main en vue de leur libération et de leur indépendance. Le plus prestigieux d'entre eux et chef de ce mouvement s'appelle Nelson Mandela, que les racistes ont enfermé dans une prison très spéciale située sur l'île de Robert Island, au large des côtes sud-africaines. Si d'autres leaders charismatiques ne manquent pas et sont également connus à travers le monde, c'est pourtant l'épouse de Mandela, Winnie, qui porte le plus dans l'opinion, la cause et galvanise les foules à partir de la ville de Soweto, vaste ghetto noir situé dans la périphérie de Johannesburg.

Winnie Mandela, c'est la maman, c'est la foudre et la fougue révolutionnaire à la fois. Femme à poigne et femme vertueuse d'une stature politique et sociale impressionnante, il faudra néanmoins attendre la libération de son mari, pour que l'Afrique et le monde découvrent mieux ses différents rôles, sa place dans tout le processus révolutionnaire et militant qui mène à la victoire et à la fin du système et du régime d'apartheid. C'est une véritable extraterrestre qui se dresse aux côtés de Nelson Mandela, lorsque l'homme d'exception devient le premier président noir démocratiquement et très majoritairement élu à la tête de l'Afrique du Sud sous la bannière de l'ANC.

Si pour certains les souvenirs étaient lointains et l'actualité immédiate surprenante, presque unique et originale, pour moi ce ne l'était pas, et pour cause, que n'avais-je pas fait durant mes années d'étudiant et de militant de gauche dans les rues de la capitale française, dans les allées des facultés, devant les amphithéâtres ? J'étais de toutes les cérémonies, manifestations, démonstrations et marches pour réclamer la libération du peuple noir d'Afrique du Sud et la fin du régime odieux d'apartheid. J'avais reçu des coups, encaissé ces fumées toxiques des gaz lacrymogènes, connu ces interpellations qui vous marquent à vie parce que les flics blancs ne manquent jamais de vous rappeler que vous n'êtes pas chez vous en France. Et quand donc se présente la réalisation du rêve, on pense à marquer le coup, à garder quelque chose qui rappelle et consigne.

À Paris, les murs de ma minuscule chambre d'étudiant étaient encombrés des images de la souffrance de nos frères sud-africains. On y découvrait les affres de Soweto avec le massacre des écoliers, le visage de Moses et de sa maman éplorée, la stature terriblement charismatique de Steve Biko et tous les autres signes et insignes d'une galère sans nom. C'était cela ma vue, ma propre souffrance de cette situation, ma propre misère reproduite ou retransmise à travers des scènes insoutenables aux côtés desquelles défilaient ou s'épanouissaient avec une égale interpellation, les autres visages, images et situation du monde noir en général, des États-Unis aux Caraïbes en passant par l'Amérique latine jusqu'aux confins du Nil et de la Méditerranée.

Maintenant que l'Afrique du Sud est libre, voici que de la salve des clameurs enchantées, égayées et satisfaites, sort la seule idée qui marque et sanctionne, bénit et anoblit. Nous avons trop porté les autres, trop glorifié les autres, parce que nous n'avons eu ni la chance ni la possibilité de connaître nos héros, de les vivre, de les apprendre.

Ma fille s'appellera WINNIE

Mais, à propos de Winnie, ce serait court et ne refléterait pas toute la réalité, le contexte, le sentiment, l'émotion historique. Il faut absolument associer deux autres événements. D'abord pour le triomphe de la lutte du peuple noir, et ensuite pour le triomphe de mon épouse, de la maman de Winnie, celle qui a vaincu la menace de l'éclampsie et donné naissance à notre fille, à son enfant par voie basse. Cela fait donc deux victoires éclatantes et sensationnelles.

Ce sera donc, WINNIE VICTOIRE

Mais voilà, la maman de Winnie ne veut point se laisser conter. Lorsque je lui révèle comment j'entends procéder, le nom que portera notre fille, Daa'da a cette réaction : « non, cette fois, ce sera mon nom, ce sera NDJATIE, parce que j'ai trop souffert pour cette enfant ».

À la fin, le nom complet et le prénom seront une combinaison de toutes ces données, de tous les éléments historiques, conjoncturels, personnels et familiaux.

D'où SHANDA NDJATIE WINNIE VICTOIRE

VIII

La maladie de Winnie, un moment d'amour maternel et paternel si intense

Dès ma prime enfance, il n'a jamais fait l'ombre d'un doute sur la place, le rôle central, l'affection exceptionnelle et la protection de ma mère. Maman est celle qui a été de toutes les alertes, de toutes les petites attentions et de toutes les épreuves délicates à ces âges fragiles entre un jour et dix ans, où tout peut basculer dans le pire si personne ne prend les précautions qui s'imposent, ou ne s'investit avec le cœur et l'engagement qui comptent. Les souvenirs de ces jours où la pauvre était obligée de se porter au-devant pour répondre de mes actes de petit délinquant des sous-quartiers face à des gens en colère venus m'accuser et demander réparation, me hantent jusqu'à mon âge d'adulte accompli. Et puis, dans les familles polygamiques où chaque enfant, avec ses problèmes, se réfère directement et solitairement à sa génitrice, je reste profondément reconnaissant à cette femme d'une affection maternelle exceptionnelle.

Mais que non, point de maternité exceptionnelle en réalité, car hier comme aujourd'hui, ces femmes, nos mamans pour l'éternité et pour toutes les sensations et toutes les émotions, n'ont besoin ni de crier ni de pleurer pour que, de la simple vue du bébé accroché au dos qu'elles trimbalent souvent, l'on comprenne combien la qualité de leur affection est d'un naturel parlant. C'est ainsi chez nous et ce sera toujours et encore ainsi chez nous, selon nos coutumes et traditions, et encore mieux selon une condition sociale qui est restée ferme sur notre identité, en défiant et en rejetant les modèles d'importation.

XXX

Winnie grandissait et changeait jour après jour, fonçant tout droit et un peu trop vite vers les différentes étapes de son développement qu'elle franchissait avec bonheur et joie. L'épreuve de l'éclampsie nous avait surpris, choqués, bousculés et brutalisés moralement et psychologiquement, mais pour la suite, nous entendions nous faire mieux préparés et plus alertes. Aussi lisions-nous avec la plus grande attention, toutes les parties décrivant l'évolution des enfants prématurés. Pour une comme Winnie Victoire, c'était plus que de la perfection. Nous étions en effet comblés, tant la petite chose, le petit machin, la fillette et bébé à peine reconnaissable dans son berceau, prenait du poids et du volume. Éclatante et vive, elle était. Remplie d'affection et de joie tonitruante, elle était. Belle enfant, brave bébé et émerveillant chouchou de ses parents, elle était.

Winnie avait fait ses premiers pas à onze mois, relevant un défi qui faisait partie d'un serment familial. Daa'da et moi avions convenu que l'enfant qui ferait ses premiers pas avant le douzième mois de sa naissance, se verrait offrir une fête d'anniversaire pompeuse et des cadeaux à la pelle. C'était donc arrivé pour mademoiselle, pour Victoire, la précoce et la pressée. En effet, Maman Daa'da pour me chahuter disait toujours que j'exagère d'éloges pour mes enfants. C'était en partie vrai, mais c'était aussi en partie faux, car ce qu'elle ne percevait pas bien ou faisait semblant de ne pas percevoir, c'est que le mariage pour moi n'avait pas été une affaire aussi banale que chez monsieur tout le monde. Fonder la famille pour moi était un accomplissement énorme, un défi crucial et le témoignage du succès d'une planification venue de loin, de très loin, vraiment de loin pour moi, cet enfant parti en aventure sans certitude de retour, mais seulement avec la force de la conviction et une ambition démesurée, voire extraordinaire de briser les barrières sociales de la misère.

Pourtant, ce ne fut pas si acquis que ça, et certainement pas facile à penser ni à prédire. Nous étions au sixième mois de la venue au monde de notre majestueuse diva, et nous brûlions d'envie d'aller passer un weekend à Douala. Nous étions d'autant plus motivés, que non seulement le train entre les deux villes, Yaoundé et Douala, marchait bien, mais en plus, nous n'avions presque jamais entrepris un tel voyage tous ensemble. Douala, c'est notre ville, c'est là que se trouvaient nos parents et nos cases familiales d'origine, c'est là que nous avions grandi dans le quartier populeux, joyeux et très envié dit Deido.

Notre séjour fut une réelle entreprise de relations publiques réussie, avec célébration des parents, repas sélectifs, visites des amis, balades sur les berges du fleuve Wouri et bénédictions venant de partout.

XXX

Il est exactement 13 h ce jour, quand les deux véhicules qui nous transportent, s'immobilisent à la gare de Bessengué. Les deux familles sont présentes en nombre, conduites d'ailleurs par leurs deux chefs, mon père et mon beau-père. J'ai déjà souligné que Daa'da est dans sa famille, presque ce que je suis moi-même dans la mienne, et si par hasard il y avait quelque chose à redire, ce serait qu'en dépit de quelques réserves que certains avaient manifestées lors de la promesse de notre union, nous avons, notre couple a démontré sa cohérence et démenti les allusions d'incompatibilité. Il faut révéler que les deux familles sont très différentes. Chez nous, c'est la populace, la foule désorganisée et éparpillée pour ne pas dire un peu désordonnée, que l'on trouve dans certaines familles polygamiques. Papa était souvent absent, distant, très à l'écart et les enfants un peu trop indépendants et, pour certains, tout simplement perdus.

Chez les Dorothée, la scène est différente et le modèle plus organisé, soudé autour d'un papa très présent et proche de ses progénitures. Ce sont des gens réservés et non expansifs comme nous. À l'image des bagarreurs de rue et des commandos de minuit qui nous caractérise, ils opposent le modèle de collégiens d'internat et de citoyens craintifs, trop tranquilles, posés et respectueux.

Mais alors, que ne ferait-on pas avec le mariage !

Que ne réussirait-on pas avec le mariage !

Que n'arrangerait-on pas avec le mariage !

Que ne transformerait-on pas avec le mariage !

On dit souvent, pour le meilleur et pour le pire, mais ici, c'est pour le meilleur, puisque notre union a rapproché les familles et créé des synergies qui font que la communication qui était difficile, voire impossible pour ne pas dire impensable au départ, va maintenant de soi. La preuve c'est cette présence plutôt complice et chaleureuse à la gare pour nous accompagner dans une certaine allégresse. On sent que les deux familles sont franchement contentes, comme si elles donnaient la preuve d'avoir fait un bon investissement pour l'éternité. Rien n'est en effet ni faux ni trop dit, ni moins modeste. Tenez, mon épouse est pratiquement un bijou pour son heureux papa. Ce modeste chauffeur au lycée technique de Douala a beaucoup misé sur Daa'da, la gratifiant malgré ses revenus modestes, du statut d'interne au très célèbre lycée des jeunes filles de Douala. À cette époque, n'entre pas là-bas qui veut, et on ne parle pas de magouilles. Il faut mériter sa place et braver effectivement le concours d'entrée qui est alors parmi les plus courus de tout le pays, au même titre que le lycée Joss ou encore le lycée Leclerc à Yaoundé et le lycée Manengoumba dans la région du Moungo. On loue et admire les filles qui en sortent, et on les envie. D'ailleurs, épouser une fille qui vient de là-bas est une affaire, une aubaine, tellement elles sont montées en épingle à tous les points de vue. Voilà pour le père, mon beau-père.

De mon côté, qui dit mieux devant mon père quand il doit parler de moi ? Je tiens et mérite de lui tous les qualificatifs les plus élogieux. S'il lui vient de faire une confidence, c'est pour recommencer à s'étonner sur mon parcours, sur cette aventure qui me mène chez les Blancs et me ramène. Pas de doute pour lui, je suis son joker, et mieux, un de ceux qui vont faire et défaire le Cameroun. Alors, croire qu'il peut développer quelque complexe ou quelque retenue en face de qui que ce soit à propos de son bijou de fils, c'est se tromper. Lui, mon père, il tient pour acquis, que j'ai dépassé la magie des Blancs, que j'ai déjoué tous leurs pièges pour être revenu sans une femme blanche sous les bras et mieux sans enfants.

Et puis, de tous ses nombreux enfants, il n'y a pas de trace de quelqu'un ou de quelqu'une qui ait à ce moment-là franchi le cap de la classe de première.

Le train va partir, et nous nous embrassons, avec de grands gestes.

Quel bonheur pour nous, de voir nos parents en symbiose, dans un élan de complicité heureuse et presque jalouse !

– Oh non, me souffle mon épouse, ton père est tellement content !

Et moi de la reprendre :

– Tiens ! Tiens !

Et ton père alors ?

– Ah, mais lui, il est d'abord ton ami non !

Allez, c'est parti !

Nous avons aménagé en première classe et les enfants semblent particulièrement égayés par la nature qui défile sous leurs yeux dehors.

Après deux heures de voyage, Winnie Victoire montre quelques signes de fatigue. Bon, on ne va pas s'emballer. Après tout, elle a chauffé pendant trois jours avant notre départ pour Douala, et les soins appropriés lui ont été prodigués, notamment tout ce qu'il faut pour un palu courant.

Malheureusement, les choses changent radicalement quand on la voit s'affaiblir brutalement et devenir complètement pâle.

Daa'da sort le thermomètre pour prendre la température.

La sanction est sévère : 41 degrés.

C'est très grave.

Je panique tout d'un coup.

C'est pratiquement l'alerte généralisée dans tout le wagon.

Winnie est maintenant dans mes bras.

Des bons Samaritains se multiplient autour de nous.

Nous avons sorti une grande serviette que nous avons trempée complètement, mais rien ne s'arrange toujours.

Maintenant, c'est chacun qui vient verser l'eau sur Winnie que je tiens encore plus fermement. Les conseils se multiplient.

Dorothée fait preuve d'un sang-froid étonnant, au contraire de moi qui suis au bord des larmes et de la rupture des nerfs.

Je n'entends plus autour de moi que des paroles compatissantes.

« Courage monsieur, ça ira.

Ne vous inquiétez pas trop, c'est ainsi les enfants.

Ne la serrez pas trop, et surtout relevez sa tête pour qu'elle respire mieux.

Mon enfant avait fait la même chose et s'en était sorti après trente minutes.

Croyez-moi, ça ira, monsieur ».

Je suis maintenant mouillé jusqu'aux chaussures, et de l'enfant que je tiens dans mes bras, je ne veux plus savoir, je ne veux plus comprendre, je ne veux plus imaginer la situation.

Mille choses défilent dans mon crâne,

Mille pensées habitent l'instant présent,

Mille images tournent devant mes yeux,

Mille fumées brouillent mon regard,

Mille sorciers et mille marabouts sont maudits,

Par moments, je me demande s'il ne faudrait pas arrêter ce train,

Par moments, je crois que le voyage dure depuis plusieurs jours,

Mais quand arriverons-nous donc à destination ?

XXX

Il s'est écoulé exactement trois quarts d'heure, trois quarts d'heure de folie, de panique, d'alerte dans tous les sens, de doutes et de mille regrets pour ce voyage. Tout aura tourné dans mon cerveau, y compris la mort.

La température est redevenue normale, et je peux voir le visage de ma fille changer, reprendre vie, ressembler à ce qu'elle était au départ de Douala.

La maman lui donne alors un bonbon, puis un yaourt.

Winnie mange de nouveau et me dévisage, moi son père, son trésor, son affaire, son ange gardien.

Dans mon regard, je veux lui dire qu'elle n'a pas le droit de me faire ça, de me faire souffrir, de me laisser orphelin de son amour infantile, de sa tendresse et de ses jeux complices.

L'épreuve m'a renseigné et enseigné une fois de plus sur mon épouse, sur tout ce qu'elle sait faire et peut faire dans des moments cruciaux pour la famille. Ferme, calme, rangée, posée, mais sage et prenant des décisions justes. Voilà ce que Daa'da a fait durant le temps de folie du thermomètre.

Lorsque le train entre en gare à Yaoundé, la température de Winnie Victoire est bonne, au niveau qu'il faut, et mademoiselle, notre petite et charmante diva, donne tous les signes de santé. Nous nous disions il y a juste quelques instants dans le train, que nous irions à l'hôpital dès notre arrivée à destination. Maintenant que la maladie semble partie, il n'en est plus question.

Content d'être arrivés et de retrouver notre gîte, cet appartement mi-chic et mi-modeste situé au premier étage de « La résidence internationale la référence » juste face à l'Ambassade de la Guinée équatoriale dans le quartier diplomatique de Bastos. On veut respirer, reprendre nos habitudes, vérifier le congélateur, voir à la cuisine, prendre des nouvelles de nos deux grandes nièces qui sont restées garder les lieux. Mais c'est trop se presser, parce que maman qui observe Winnie Victoire n'est pas très rassurée sur son état. Ainsi, le thermomètre entre en action et la joie d'être revenus tourne à une nouvelle désolation. Notre diva est remontée à 41 degrés de température.

Je suis tiré des toilettes aux cris d'Angeline, l'une des nièces :

– Tonton, viens vite.

– C'est quoi Angeline ?

– Daa'da dit que Winnie a rechuté très mal.

– Comment ?

– La température.

Il n'y a pas de temps à perdre. J'ai tout balancé et pris Winnie dans mes bras.

– Allons, allons, allons !

Nous prenons moins de dix minutes pour parvenir aux urgences de l'hôpital général de Yaoundé, belle structure encore très fonctionnelle avec un personnel qui sait au moins travailler.

Les formalités n'ont pas de place ici. On privilégie la prise en charge du malade mal en point.

C'est un jeune médecin stagiaire qui nous accueille.

Belle et souriante dans sa splendide blouse blanche, elle se saisit de l'enfant :

– Dites-moi, madame, que se passe-t-il ?

– Nous avons pensé à un palu, mais depuis cinq jours, le traitement n'a rien donné.

– Bon, quels médicaments avez-vous utilisés ?

– La même chose que d'habitude

– Quoi exactement ?

– Efferalgan associé à un autre produit.

– Écoutez, là, on va directement passer à autre chose.

En principe, trois jours de traitement suffisent, si c'est effectivement un palu. Au-delà, ça veut dire qu'il y a un autre problème, et il faut le trouver.

– Je vais tout de suite appliquer un antibiotique à large spectre, après avoir prélevé les urines.

En principe, au bout de deux heures, le labo doit pouvoir confirmer une infection ou pas. Dans le même temps, la température devrait baisser, si nous sommes en présence d'une infection.

– Restez calme, ça va aller.

Nous gardons l'enfant en observation.

Normalement demain, tout devrait être, ok.

Y aurait-il une autre information que vous voulez nous donner ?

– Oui docteur.

– Quoi donc ?

– Winnie est née prématurée, ici même, dans votre maternité.

– Ah, mais ce n'est pas un problème du tout.

Le fait qu'elle chauffe à répétition et sur plusieurs jours, n'a aucun rapport avec ce statut d'enfant prématurée.

Néanmoins, nous allons consulter son dossier médical dans nos archives.

XXX

C'était facile à dire, mais pas facile à faire, à voir et à vivre. Quand on n'a pas été malade, quand on n'a pas connu un proche malade, quand on n'a pas vu certaines expériences de la pratique de la médecine et des souffrances de la maladie, souffrances non seulement du malade, mais également du garde-malade, on manque de jugement, d'humilité et de logique pour porter le témoignage et certains témoignages de l'existence humaine, de la vie ou des vies.

Une fois encore, j'allais vivre une épreuve difficile. En effet, lorsque l'infirmière s'est engagée à placer la perfusion sur Winnie, mon esprit était déjà perturbé au plus haut niveau. Qui, quel papa, un vrai papa attaché, profondément attaché à son enfant, avec l'histoire que j'ai déjà racontée de sa venue au monde, supporterait de le voir crier, pleurer de douleur ? Une perfusion, c'est d'abord une piqûre, quoi que l'on en dise, et le temps où cet acte médical d'apparence banal prend pour être accompli est susceptible de provoquer les plus impensables et insoutenables sensations. Même un adulte appréhende toujours la situation avec retenue, et à plus forte raison quand il s'agit d'un bébé qui doit le subir en présence de ses géniteurs. Cela peut prendre une seconde, mais cela peut aussi se révéler dommageable pour l'éternité, ou constituer un motif de souffrances et d'inquiétudes réel.

Voici donc que, au bout de dix minutes, rien n'est possible. On ne trouve pas la veine, et l'infirmière est elle-même à bout.

Winnie pleure et pleure, et mes pauvres nerfs n'en peuvent plus.

– Madame, dis-je, pouvez-vous attendre un peu, marquer une pause ?

– Oui, monsieur, je veux bien, mais il faut placer la perfusion.

Je dois le faire, parce qu'elle chauffe vraiment.

– Je ne refuse pas, mais permettez qu'elle se repose, vous voyez que l'enfant n'est pas bien non !

– Ok, dans ce cas, je vais appeler le médecin, ce qui est fait tout de suite.

– Que se passe-t-il ?

– Docteur, nous ne trouvons pas la veine.

– Vraiment ?

Bon, j'essaye.

Au bout d'une trentaine de minutes, et après que le docteur a consenti à laisser l'enfant se reposer une dizaine de minutes, en plaçant un ventilateur auprès d'elle, la perfusion sera finalement placée.

Il y a des choses dans la maladie, il y a des choses dans les soins, il y a des choses pour le corps humain, que tous les discours et toutes les politiques de programmation et de prédilection du monde ne sauraient traduire dans leurs réalités concrètes. Pensez un seul instant, que c'est tout votre corps qui ne prenne pas la perfusion, qui ne présente pas la veine nécessaire, et alors même que cet acte est indispensable pour votre survie immédiate.

Voilà sans aucun doute l'équation à laquelle nous avons été confrontés. Fort heureusement ou malheureusement, c'est sur le cou, juste en dessous de l'oreille droite, que la veine sera trouvée pour Winnie. Et ce n'est pas tout, cela suppose que mon épouse, ma femme, la mère de mes enfants, la maman de Winnie, notre Daa'da sentimentale et pilote central de la famille, va passer sa nuit debout, tenant la diva debout également.

Mais quelle épreuve humaine !

Quand je quitte l'hôpital à 23 h, je suis presque rassuré, car le premier jet du laboratoire, pour reprendre le terme technique utilisé par les médecins, a été concluant, c'est-à-dire qu'il y a effectivement une infection. L'autre chance, c'est que la Ganteline est effectivement appropriée pour les soins d'attente. Quant à l'antibiogramme définitif, il faudra attendre le jour suivant pour être fixé au-delà de tout doute.

Certes, je pense que le pire est passé, mais au fond, mon émotion se focalise encore sur mon épouse d'abord, et après sur notre fille Winnie.

Voici donc Dorothée, après seulement huit mois, après les douloureuses circonstances de son accouchement dans ce même hôpital, obligée de revenir et de passer la nuit debout, tenant son bijou, le produit de son périple maternel dans ses bras, ses tendres et affectueux bras de maman. Mais c'est quoi la maternité en définitive, sinon cette succession d'épreuves dont l'histoire ne retient presque jamais toutes les étapes ?

Ce qui m'émeut, c'est la promptitude, l'automatisme, la spontanéité avec lesquels il va de soi pour tout un chacun, en tout cas pour le commun des mortels partout sur notre planète, que c'est d'abord la mère qui doit porter la croix de ces moments délicats, durs, pénibles de la protection et des soins infantiles. J'ai beau penser au partage des tâches, des souffrances, des rôles et des engagements, les choses ont l'air de se caler dans des traditions et des coutumes qui dépassent tous les entendements, triomphent de toutes les modernités et caractérisent toutes les civilisations.

Je dois donc repasser une nuit de cauchemars, exactement comme l'autre nuit, celle où j'ai abandonné Daa'da au même endroit, dans ce même hôpital, dans ce même service des urgences, avec une tension élevée, la tête pleine de doutes, de craintes et de supputations les uns plus terribles à digérer que les autres. Que l'on vous rassure ou que l'on vous accompagne de quelque manière que ce soit, vous êtes troublé de laisser ainsi une compagne, une fidèle complice de tous les instants, dans un milieu hospitalier. On ne parle même pas de nuit ni de sommeil, on veille en réalité, attendant le jour suivant que l'on ne voit pas venir. Il faut inventer des tours d'urines aux toilettes, de fausses urines qui ne sont pas là, qui ne sortent pas, parce qu'elles sont en fait imaginaires. Dans ces situations, pas besoin de faire un dessin ou d'imaginer une peinture. Ah oui, on fait la gueule de bois, des paupières alourdies par le manque de sommeil.

Voici le jour suivant, et moi si pressé de franchir le grand portail de l'hôpital. Une fois auprès de mon épouse, la consternation est immense. Personne des deux n'a vraiment fermé l'œil.

– Bonjour Da'.

– Bonjour.

– C'est comment, et la nuit ?

– Ouf, fatiguée, impossible de fermer l'œil.

Je suis restée éveillée pour surveiller la perfusion. À quatre reprises, il a fallu appeler l'infirmière de garde pour bien la fixer de nouveau. Heureusement que la veine est restée visible.

– Et Winnie ?

– Bon, je peux dire qu'elle a un peu dormi dans la même position que tu vois, plaquée légèrement sur ma poitrine.

– Est-ce que je peux prendre le relais afin que tu ailles te reposer un peu à la maison ?

– Non, merci, ça va aller, je vais tenir.

Cette fois-ci, je ne recule pas, je tiens à prendre le relais, au moins pour la matinée. L'argument imparable que je mets en avant ébranle mon épouse qui se résigne à m'écouter. En somme, j'ai simplement demandé à Daa'da de prendre quelques minutes pour aller se changer, faire une vraie toilette et se remettre d'aplomb.

C'est bon, nous y sommes.

Winnie est dans mes bras, et maman peut souffler.

Il faut dire qu'une chambre nous a été affectée.

À 12 h, les résultats définitifs de l'examen des urines sont sortis des laboratoires. On a identifié l'Escherichia coli. Le médecin est venu me le signifier personnellement.

Voilà des choses que je n'ai jamais imaginées.

– Docteur, mais comment un bébé comme celui-ci peut-il attraper ce microbe ?

– C'est simple, c'est partout.

– Partout comment ?

– Vous trouvez ce microbe dans les aliments, les yaourts, un peu partout, sur les mouchoirs, les tissus, les objets communs. Il se transmet aussi dans les contacts de personne à personne, sexuellement aussi.

– Et comment on s'en protège, surtout les enfants ?

– Écoutez, il n'y a pas de conseil miracle ou absolu.

Je peux simplement vous dire que contre toutes les infections, tous les microbes et virus de toute nature et de toute origine, l'hygiène corporelle, alimentaire et environnementale est le plus important et sans aucun doute le plus déterminant des moyens de précaution, de protection et de prévention.

-Combien de temps resterons-nous ici ?

– Le temps que le traitement atteigne un certain stade, c'est-à-dire le rétablissement relatif de votre fille, et l'affaiblissement effectif, voire radical de la bactérie. Disons grosso modo trois jours. Le traitement se poursuivra après à la maison.

Donc, trois jours et trois nuits passèrent ainsi, la maman debout et son bébé plaqué sur sa poitrine, avec une aiguille plantée dans la veine de son cou. C'était quelque chose de pénible rien qu'à regarder. Et dire qu'à chacune de mes visites à l'hôpital, la famille vivait un petit drame. En effet, ma fille pleurait dès que je commençais à m'éloigner. Winnie savait que mon bisou et la main posée sur son épaule signifiaient que le moment était venu de nous séparer. Certes, je ne partais pas pour de bon, mais je partais quand même, je partais pour cet instant et pour quelques heures, pour quelques retraits de son regard.

L'amour que l'on magnifie dans tous les sens pour une personne chère, n'est jamais une affaire que l'extérieur ressent ou perçoit. La profondeur du lien, surtout quand il s'agit d'un enfant de ce jeune âge, un bébé, a quelque chose de magique, d'exceptionnel, de très spécial. Ma fille de juste huit mois était si attachante et si affectueuse à mon endroit, que la regarder dans l'état où elle se trouvait m'enlevait toutes les raisons de me mettre à table avant qu'elle ne soit sortie de ce pétrin. Je la sentais me tenir, me parler, me faire le signe qui dans une situation d'affection de cette immensité, porte une grandeur en mesure de remplir toutes les mers et tous les océans de joie et d'assurances sentimentales.

Je me souviens de cette conversation avec une infirmière qui avait assisté à la scène de notre séparation avec ma fille le deuxième jour. Je n'arrivais pas vraiment à partir, et Winnie ne cessait de pleurer encore plus fort.

– Monsieur le papa, soyez courageux, votre fille vous fait de la peine n'est-ce pas ?

– C'est bien cela madame, mais que faire ?

– Je vois que vous ne voulez pas la quitter.

– Oui, mais, elle non plus ne veut pas entendre que je parte.

– C'est comme cela les bébés, surtout les filles et leur papa.

– Si c'est ainsi, ai-je le choix vraiment ?

– Partez, nous allons la calmer avec la maman.

– Merci madame.

– Pas de quoi, Monsieur Shanda, demain, elle partira avec vous.

La maladie vous fait voir et revoir le passé, lire et relire les événements, faire des projections, construire des images.

En voyant ma fille Winnie, je me souvenais d'un film que j'avais vu lorsque j'étais encore adolescent. Il s'agissait de l'histoire d'un enfant né avec une anomalie cérébrale que les médecins n'avaient jamais pu résoudre. Devenu adulte, il était condamné à dormir assis. Évidemment, s'il se couchait, il mourrait tout de suite. L'homme était hyper intelligent, très sollicité et toujours apte à trouver des solutions à tous les problèmes qui lui étaient posés. Lui-même prévenait que rien ne devait le conduire à prendre la décision lourde de conséquences de se coucher. Un jour, il se produisit une situation qui le vexa sérieusement et irrémédiablement. Ce personnage de génie qui était si utile, si sollicité et quasiment incontournable dans la cité pour apporter des solutions aux problèmes les plus inextricables décida de se coucher et ce fut la fin de son existence.

Certes, il n'y avait presque pas de parallèle à faire avec ma fille, mais, les souvenirs me hantaient et me renvoyaient toutes sortes d'images et de prédilections funestes. Et si la première nuit de Winnie allongée dans son lit à la maison devenait la dernière de sa vie ? Et si c'est plutôt pour mon épouse qu'une telle issue se présentait ?

En toute chose et en toute situation, j'ai gardé cette déclaration de l'ancien président américain Ronald Reagan : « never say never ; ne jamais dire jamais ». J'en arrive presque à intégrer l'équation de la mort, au regard des peurs que m'inspire chaque situation qui bouleverse durement le quotidien et l'équilibre de ma petite famille, et même souvent en me demandant à quoi auront servi toutes les bénédictions et toutes ces proclamations de protection de nos grands-parents au lendemain de notre mariage.

La vérité pourtant, c'est cette réalité de l'existence humaine qui ne consacre jamais rien de façon absolue ni définitive, et qui peut varier du plus grand des bonheurs au plus éclaboussant des désastres, comme du plus vexant des échecs à la plus éclatante et enivrante des réussites.

La santé est certes le principe et la maladie l'exception, mais quand la maladie se fait revenante, quand elle se montre un peu trop, chaque être humain a le droit de devenir superstitieux, de s'interroger sur les raisons qui font que le ciel le choisisse spécialement pour lui tomber sur la tête. L'embêtant, c'est que se poser ces questions, c'est renvoyer à l'autre, à son semblable, au voisin, l'éventualité du remplacement, de la substitution. Pourquoi voudrait-on que ce soit un autre et pas soi ? Et comment pensez-vous que cet autre voudra que ce soit lui et pas vous ? C'est tout cela la condition humaine, et plus que la condition humaine, une certaine condamnation de l'espèce à connaître, à supporter, à vivre, à côtoyer, à accepter et à surmonter ce qu'il y a de plus logique dans l'affirmation et l'ordonnancement du temps et de la matière. C'est purement ce que l'on pourrait d'ailleurs appeler, selon une philosophie très simplifiée, la dialectique de la construction et de la déconstruction.

Croire que l'on peut être malade pour une autre personne par excès d'amour et d'affection, c'est inverser le sens des aiguilles d'une montre et continuer à exiger qu'elle vous indique l'heure exacte. La pire des choses est justement d'entendre un malade se plaindre à vos côtés, en s'indignant d'être le maudit qui porte la douleur des temps. Que vous soyez proche ou éloigné en termes de relations humaines, vous ne manquerez pas de marquer une certaine circonspection dans le silence. Il me souvient d'avoir accompagné un frère consanguin chez le médecin et celui-ci lui avait découvert une pathologie, l'épilepsie. Nous sommes dans une fratrie de vingt-cinq enfants issus d'une famille polygamique de quatre mamans. C'est moi qui, ayant appris qu'il ne se portait pas bien et qu'il faisait des crises accompagnées de pertes de connaissance sévères, avais décidé de le conduire dans l'un des plus prestigieux cabinets médicaux de la ville de Douala, cabinet appartenant du reste à un ami intime. Lorsque le médecin diagnostiqua l'épilepsie, ce que le malade savait pourtant depuis longtemps, mais cachait à la famille, mon frère eut cette réaction : pourquoi moi ? Pourquoi seulement moi que cette maladie a choisi ?

Je me souviens que sur le coup, je me suis demandé intérieurement s'il avait perdu le nord, et s'il pensait vraiment ce qu'il disait. En somme, je réalisais que ce n'était même pas de sa faute, et qu'il fallait aller chercher les sources de son émotion négative dans le sentiment humain de persécution, ce qui nous habite d'ailleurs tous à un moment ou à un autre.

En fait lorsque ce genre de déclarations intervient, on n'est pas loin de penser que si l'intéressé en avait les moyens, il répandrait très largement son mal, de façon à ne plus être seul à souffrir des manifestations et des conséquences de ce mal. Dans le cas d'espèce, il est certain qu'il ne souhaitait pas que ses autres frères et sœurs souffrent comme lui, mais simplement, il plaignait pour lui une certaine malédiction, une certaine marginalisation par le sort, et sans qu'il soit besoin d'indexer qui que ce soit comme responsable de cette situation.

Voilà ce que m'ont inspiré ces états douloureux de mon épouse et de ma fille à un moment de notre existence familiale.

XXX

S'il y a bien sûr l'hôpital, le décor, les allées et venues puis les changements d'esprit des jours suivants, il y a pour certains malades les prolongations à domicile qui après l'hôpital, peuvent vous maintenir sous une pression dérangeante. Il en fut ainsi du cas de la maladie de notre Winnie la double victoire.

Il n'y a rien de plus contraignant ni de plus troublant que de quitter son lit d'hôpital pour ensuite être obligé de revenir chaque jour, et ce pendant un temps dont la durée dépend bien évidemment à la fois du type de pathologie et du type de soins. Certes, ce n'est pas toujours par la faute ou par la volonté du médecin, c'est souvent aussi le choix du malade qui, placé devant des alternatives, préfère continuer ses soins en étant dans son cadre de vie habituel.

Lorsque le docteur Tchokoteu nous place devant le choix, la réponse ne pouvait pas être autre que celle de s'en aller.

– C'est bien, elle va nettement mieux.

Cependant, les injections doivent continuer pendant dix jours.

Il vous appartient de faire le reste ici, et ce sera avec plaisir que nous garderons notre bébé, parce que chaque enfant qui naît ici, est d'abord l'enfant de cet hôpital.

Vous avez également la liberté de rentrer à la maison, et de faire venir quelqu'un pour une injection chaque matin.

Mais je vous préviens, il faut que la personne soit du métier, donc du corps médical.

– C'est compris docteur.

Nous préférons rentrer continuer le traitement à la maison.

– Ok, je vous fais confiance pour trouver une infirmière compétente et sérieuse.

Prévenez-moi si vous n'y arrivez pas, et je saurai qui vous recommander.

À propos de ce médecin, il ne faut surtout pas penser que l'on en trouve tous les jours de pareil. C'est d'abord un homme impressionnant par son charisme naturel qui se dégage dès qu'il vous croise des yeux, dès qu'il fait un pas, dès qu'il prononce une phrase. Tranquille, sérieux, avec une autorité quasi mystique pour la façon dont ses explications s'imposent et le ton avec lequel il s'exprime. Jamais de voix haute ni de précipitation pour prendre la parole, même quand, en patron, il détient ce pouvoir automatiquement. On dirait un professeur qui sait toujours comment, quand et sur quel sujet vous coller. La tenue de ses collaborateurs et la façon dont ils l'écoutent, avec une attention quasi sanguine, témoignent une richesse d'expertise dont ils ne veulent pas manquer de bénéficier.

Dans les hôpitaux, les solutions les plus simples ne sont jamais très loin. Il suffit de prêter attention aux manifestations et moindres gestes des uns et des autres, et de prêter une oreille attentive. Le personnel soignant sait anticiper, et parfois sait même susciter le besoin chez le malade et son entourage.

Le docteur avait à peine tourné le dos, que l'infirmière qui se tenait juste à côté, s'est offerte pour le job.

– Monsieur, Winnie est ma fille depuis qu'elle est ici.

– Je passerai lui faire son injection tous les matins.

Je n'habite d'ailleurs pas très lion de vous.

– Ok, madame, c'est parfait.

– Combien devrions-nous prévoir pour vos frais ?

– Oh, pour ma fille, vous donnerez ce que vous voudrez.

Je ne demande pas à être payée, juste l'argent pour mon transport.

– Bon, je vous comprends, mais je veux savoir au moins combien vous coûtera ce transport.

– Je vous laisse imaginer quelque chose vous-même.

– Non, dites-moi donc combien cela coûte de faire une injection ?

– Bon, si vous parlez ainsi, disons qu'il faut 300 FCFA par injection et 500 pour mon transport.

– Ok, j'ai bien compris maintenant.

Trop gentil, trop con, comme aime à me répéter mon épouse. Je n'ai jamais en effet pu ou su maîtriser ceux qui me rendent service, et à tel point que les techniciens finissent par se ficher royalement de ma gueule. Ayant compris que j'ai la main légère, ils ne me facturent presque jamais leur expertise, assurés qu'ils sont qu'en me laissant le libre arbitre de décider, je paye toujours au-dessus de leurs espérances et de leurs expertises réelles.

Gardienne du temple, Daa'da n'arrête jamais de protester et de lorgner avec quelques regrets, ma mise à mort sur certaines facturations jugées, mais pas toujours vraiment, exorbitantes. En fait, une enfance dans les quartiers populaires à faire des petits boulots pour les gens, et une grande sensibilité pour les classes laborieuses gagne-petit, ont façonné en moi, une tendance chronique irrémédiable de papa gentil. C'est que je me vois en eux, je les prends comme le miroir de mon statut réel, de mes origines sociales, de ma culture de la rue et du peuple. Je ne pense pas pouvoir discuter ce qu'ils me disent du prix de leurs efforts, parce que je suis déjà très éveillé sur le fait que leur rémunération ne reflète presque jamais le prix de leur dur labeur.

Jacqueline l'infirmière venait donc une fois par jour, et c'était entre 7 h et 8 h. Il fallait encore assumer le drame que cela constituait pour notre Winnie Victoire. La petite entonnait immédiatement les pleurs dès que la sonnerie de notre appartement retentissait. Elle savait, nous savions, et même les voisins savaient qu'une sonnerie le matin signifiait la présence de la tortionnaire, de la méchante femme en blouse blanche, de l'ennemie que Winnie redoutait. Nous aurions voulu être à sa place, mais une fois encore, on ne peut pas, on ne parvient jamais à se mettre à la place du malade. Toutes les compassions du monde, tous les gestes, signes, proclamations et déclarations de solidarité et de compassion sont toujours les bienvenus, mais s'ils remplissent les cœurs, secouent les cœurs, adoucissent les moments tristes et traduisent les amitiés, les camaraderies et les familiarités, ils n'interfèrent pas dans l'amplitude de la douleur, dans l'expansion ou la manifestation concrète des effets de la pathologie.

Parce que nous savions que Winnie allait pleurer, chaque matin nous nous réveillions avec une forte pensée pour elle. Nous étions pressés et empressés que le moment arrive vite et passe.

C'est donc cela, l'après-hôpital chargé de suite, de continuité quelconque dominée par la poursuite des soins.

Dix jours durant, le calvaire de Winnie nous gouvernait, nous marquait et conditionnait notre réveil, notre petit-déjeuner. Il faut alors essayer d'imaginer, toi l'adulte, ce que ce bébé vit dans sa tête, comment elle se prépare à aller au lit en sachant que la méchante dame qui la pique, sera là le matin, qu'elle sonnera comme souvent.

Des jours après, longtemps après les soins, après la fin des piqûres, Winnie frémissait toujours à chaque sonnerie à la porte de notre appartement.

Quant à l'infirmière, elle fut gratifiée de la somme de vingt mille francs CFA, ce qu'elle n'aurait jamais espéré même dans ses rêves les plus fous.

Mais ce n'est pas tout de s'en tenir à l'argent, au montant que l'on donne aux gens, aux petites gens, car ces petites classes sociales sont plus importantes et plus reconnaissantes dans les rapports humains. Tenez, une semaine après la fin des soins, cette infirmière se présenta chez nous un dimanche avec ses deux enfants, et des provisions au coût bien supérieur à l'argent que nous lui avions donné. Et lorsque ce fut l'anniversaire de Winnie, elle était encore des nôtres, avec un cadeau spécial à sa fille, à la fille qu'elle avait piquée sept jours durant, à la fille qu'elle avait fait tant pleurer, parce qu'il fallait bien la soigner et la guérir.

Et à propos d'anniversaire, Winnie eut droit à une grande fête riche en couleurs et en souvenirs pour sa première année d'existence sur terre, après avoir fait son premier pas, à onze mois d'âge.

Mais plus que la fête, c'est dans la tête que tout se jouait et dansait pour moi. Comment, mais alors, comment pouvait-elle rire, courir, s'égayer, couper le gâteau et admirer ses cadeaux avec tant de naturel ? C'est vrai qu'il y a le temps de la maladie et le temps de la guérison, mais cette dernière alternative n'est jamais automatique et peut se dénouer en drame définitif, en larmes et en mille chagrins indescriptibles. Par moments, échappant au regard et aux conversations autour de moi, je restais muet, tranquille comme une carpe dans l'eau stagnante, en remémorant les moments difficiles, les étapes de ma peur, depuis sa naissance compliquée et incertaine à sa maladie, en passant par son retour à une vie joyeuse de bébé chéri et choyé par son émotif de papa.

Non, on n'oublie jamais ces moments de peur, cette phase du train, cette torpeur en pleine forêt dense où je cherche même à sauter par la fenêtre avec mon bébé presque inanimé et chauffant.

Non, il n'y a jamais d'histoire au passé, mais les souvenirs des souffrances et des peurs au présent. Quand vous ne dormez pas, et que vous craignez de perdre votre épouse et votre bébé à la fois, de rester comme on dit, veuf, alors que vous avez misé toute votre vie sur le mariage comme ultime étape de la réussite, comme réalisation suprême dans un long processus vers les soleils du succès, de l'accomplissement social et de la respectabilité tout court, c'est le pire des cauchemars.

Longtemps après, nous racontions ces moments difficiles, et mon épouse toujours aussi rapide à montrer comment j'ai eu peur, comment mes enfants me font trembler. Oui, je n'ai jamais refusé et j'ai accepté et accepterai. La cause sans doute, c'est que dans le mariage, il y a davantage urgence pour certains que pour d'autres, et il y a un enjeu plus élevé pour certains que pour d'autres. Certes, nous étions dans la même lancée, avec une fiancée aussi discrète, calme et peu bavarde sur ses émotions, intentions et ambitions. Mais au fond, si je me plantais, les choses allaient être autrement, du moins pour moi dans la vision de ma trajectoire globale dans la vie après l'aventure à l'étranger, très sévère.

La peur donc, c'est une résultante de cette perception de moi-même face à ma famille, face à mon père et face à la société, à l'intelligentsia dans laquelle je me reconnaissais et souhaitais forger une image et une place au sommet.

Il faut aussi voir dans cette différence de sensation et d'émotion, non pas une fracture à proprement parler dans la perception et la projection de l'importance de la famille et des enfants, mais plutôt dans le caractère, dans les projets personnels et le parcours de tout un chacun.

Trop de situations, trop d'épreuves m'ont démontré et convaincu qu'en dépit d'une capacité de réaction mécanique presque assimilable à des traits d'hystérie, mon épouse avait une meilleure appréciation des conduites dans les urgences, et une plus grande maîtrise dans la gestion émotionnelle quand la famille est en danger, même si au fond, j'ai toujours su par la suite m'appuyer sur cette différence faite de forces et de faiblesses de part et d'autre, pour finalement déployer l'intelligence nécessaire aux fins d'élaborer les stratégies gagnantes et salvatrices.

C'est ce que nous avons encore vécu, deux décennies plus tard, avec la maladie de Patrice, notre fils.

IX

La maladie de Patrice Cabral

Le parfait cauchemar dans une vie vous tombe généralement dessus au moment où tout semble rose, où sans doute, vous avez le sentiment d'un accomplissement personnel, professionnel, familial et intime. Et alors, l'adage selon lequel *ce qui arrive aux autres commence à vous arriver,* se vérifie et s'impose dans votre conscience en vous ramenant aux réalités cruelles des situations dans lesquelles certains perdent jusqu'à la plus élémentaire des raisons, car terriblement secoués, traumatisés, dépassés et défaits. Laissez de côté ces histoires où une famille entière meurt dans un accident à l'instar de la catastrophe ferroviaire sans que tous les corps soient retrouvés, où un homme perd sa femme dans un tel accident et ne peut pas faire le deuil pour défaut de corps, où un enfant parti pour une banale baignade à la plage avec des amis ne revient pas à la maison, où un immeuble s'effondre avec tous ses occupants, où l'on vous appelle pour vous demander de venir prendre le corps de votre enfant mort subitement à l'étranger, juste au moment où, après avoir terminé ses études, il s'apprête à rentrer au pays.

Parlons de ces maladies, de ces pathologies qui vous sont révélées à l'occasion d'un contrôle médical de routine, de ces maladies dont vous n'aviez jamais entendu parler, et qui, à la différence de l'éclampsie dont j'ai longuement parlé, ne se signalent même pas, ou se signalent sans que l'on sache de quoi il s'agit exactement et avec quelles conséquences immédiates ou lointaines. Ce ne sont ni les Accidents vasculaires cérébraux (AVC) trop courants et suffisamment connus, ni quelques handicaps physiques qui virent à un moment au cauchemar.

Toujours est-il qu'il est plus qu'important de faire très attention, quand ainsi dans son quotidien, rien ne vient troubler la quiétude d'une mécanique de la vie en apparence bien ordonnée et satisfaisante dans tous les sens du terme. Il ne s'agit point de se faire défaitiste ou même porteur de malheur, encore moins prophète de ces mauvaises nouvelles qui déstabilisent et plongent dans une totale mélancolie. Au contraire, ce qui est souhaité et vivement recommandé, c'est de garder cette éloquente raison personnelle et réaliste, qui veut que rien de ce qui est ne soit vraiment ni définitif ni sans possibilité d'altération. Ne dit-on pas ainsi que le pauvre a ses soucis, et le riche les siens ?

En ce mois d'avril 2016, rien sous le toit et dans la vie de la famille Shanda ne prépare vraiment au trouble. Au contraire, la vie se présente sous une beauté et un rayonnement riche de promesses et de succès. Le fils aîné, brave ingénieur polytechnicien s'est marié et travaille dans l'une des plus prestigieuses entreprises publiques du pays. Il a en plus eu la chance de prendre pour épouse, une brillante, brave et discrète polyglotte formée à l'école japonaise qui nous comble d'affection avec leurs lumineuses progénitures. Les trois autres, deux filles et un garçon, sont au bout de leur formation et affichent d'autant plus des ambitions légitimes de carrière enviable que leur ténacité intellectuelle et le cadre familial dans lequel ils ont été moulés en offrent toutes les garanties.

Mais voilà, ce qui va vous arriver ne sonne jamais au téléphone, ne résonne pas dans votre esprit, ne se lit pas sur votre page Facebook ou dans votre numéro Whatsapp. Ce qui va vous arriver peut passer partout, prendre n'importe quelle route, se présenter sous n'importe quelle couleur et se manifester de la façon la plus brutale ou la plus anodine qui soit. Vous êtes donc une famille, et chacun représente un pôle d'attraction, un vecteur de pouvoir et d'influence, une porte d'entrée des inconnus ou de l'inconnu. Qu'une seule personne se trompe, tombe ou perde la tête, et le navire que constitue la famille tangue, chavire et sombre avec armes et bagages, capital et intérêts réunis peut-être.

XXX

Patrice Cabral, c'est connu, est un vrai habitué du paludisme. Cette maladie semble lui coller à la peau depuis la prime enfance comme certains champignons collent à la terre et résistent à toute récolte. Et quand le bonhomme commence sa maladie, c'est tout simplement impossible de ne pas s'en apercevoir : manque d'appétit, lassitude, affaiblissement, regard pâle, alitement et surtout vomissement. Le rituel est absolument le même à chaque fois, et on peut entendre sa maman se plaindre en faisant des observations qui vont dans le sens à la fois du constat de la maladie, et des injonctions de se soumettre à la médication.

Il faut déjà signaler que mon épouse est d'une rigueur à nulle autre pareille en ce qui concerne le refus de l'automédication. Daa'da ne manque jamais de me reprocher et de reprocher à ses enfants de trop s'accoutumer à la mauvaise pratique de l'automédication. Et donc sa rhétorique :

« Patrice va à l'hôpital,

Patrice va voir le Dr Noundou,

Patrice lève-toi et va te faire consulter,

Pardon, lève-toi avant de vomir,

Pardon, ne nous embête pas ».

Et quand les injonctions de la mère ne semblent pas trop faire bouger son fils, elle va se retourner vers son papa, c'est-à-dire moi :

« Ton fils a recommencé avec son palu,

Pardon va lui dire d'aller à l'hôpital,

Depuis que je parle, il ne me comprend pas,

Regarde comment il vomit,

Il n'est pas sorti depuis le matin et il n'a pas fermé l'œil de la nuit,

Toi-même appelle le docteur Noundou ».

Cette nuit du mois d'avril 2016, c'est un Patrice pas bien du tout qui répète ses symptômes bien connus. Il crie de douleur, et nous pouvons entendre depuis notre chambre, ses efforts pour vomir.

Je me suis levé à plusieurs reprises, sa mère aussi, chacun à son tour et toujours avec les mêmes constats et les mêmes recommandations.

Un autre signe de ses ennuis paludéens réside dans l'impossibilité d'avaler des médicaments et les retenir effectivement dans son ventre. Généralement, il renvoie presque tout dans les minutes qui suivent, ce qui a souvent conduit à une prophylaxie complexe et variable : soit on lui place des perfusions et ainsi il est vite soigné, soit on laisse passer complètement le premier jour avant de commencer à lui donner des comprimés, après qu'il a suffisamment vomi.

La journée passera presque dans une fausse tranquillité, c'est-à-dire que le malade et son entourage, en somme toute la famille, resteront convaincus que les choses vont, comme d'habitude, rentrer dans l'ordre à partir du deuxième jour.

Malheureusement tout va se présenter autrement cette fois.

Peu avant 22 h, la situation de Patrice Cabral semble déraper. Il vomit de plus en plus un liquide jaunâtre que lui-même n'arrive pas à comprendre. En tout cas, c'est très différent de ce qui se passe souvent. Sa mère est la première à faire le constat et à donner l'alarme.

Voici Daa'da qui revient vers moi dans la chambre conjugale et se fait autoritaire :

« Viens un peu voir patrice,

Je pense qu'il faut aller chez le médecin tout de suite,

En tout cas, son palu s'aggrave au lieu de se calmer,

Pardon, lève-toi et laisse ton ordinateur,

Il faut y aller tout de suite ».

Et moi à mon tour :

– Pat, c'est comment ?

– Je ne suis pas bien.

Je n'ai pas l'impression que quelque chose a changé.

– As-tu bien pris ton Coartem ?

– Oui, depuis hier, mais en vain.

– Bon, habille-toi, on va à la clinique du Dr Noundou,

– Oui papa, je le fais tout de suite.

Et Daa'da de renchérir :

– Appelle donc d'abord le docteur.

Ce que je fais sans attendre, obtenant le Ok de ce dernier pour arriver tout de suite avec mon malade.

La clinique du Golf, clinique du Dr Noundou, est un lieu quasi mystique où la médecine perd le sens premier d'une science de la maîtrise des sources et des soins de la maladie, pour devenir une sorte de sorcellerie pratiquée par une précieuse intelligence humaine qui mélange l'humour, l'assurance, l'humilité et la compassion et finalement aboutir à amener le patient à mieux comprendre ce dont il souffre, et pourquoi il s'en tirera ou ne s'en tirera pas. Donc, prendre la décision d'aller à la rencontre de ce médecin c'est déjà guérir à 50 %, parce qu'il ne vous dira que ce qui est exact, et il vous le dira en souriant, en blaguant à la limite, en somme sans stress ni détour. Je l'ai d'ailleurs surnommé « Docteur miracle » pour bien lui signifier comment je le perçois, et surtout pour marquer l'affection et l'admiration que je lui témoigne honnêtement.

Moins de dix minutes après être parti de la maison, Patrice est accueilli par une infirmière qui prend ses premières tangentes et l'installe dans une chambre. En fait, nous sommes presque chez nous ici, tant nous y sommes habitués. C'est ici que nous venons tous, à la moindre alerte, au moindre bobo, au moindre soupçon de dysfonctionnement dans notre système immunitaire ou dans notre intégrité physique.

La causerie avec le personnel tourne donc aux divers de tous les jours. On parle de Patrice, de ses palus récurrents, de mon dernier passage, de ma phobie pour le niveau de ma tension artérielle qui pourtant ne pose aucun problème et n'a rien qui puisse inquiéter, de l'amitié de la famille avec le docteur.

Alors, bonjourrrrrrrrrr !

Voilà comment on sait que le docteur Noundou est arrivé. Chez lui c'est le même rituel, avec cette voix grave et perçante qui vous réveille brutalement et vous tire de toutes les pensées. On dirait qu'il s'exprime ainsi pour réveiller les morts. On ne dirait pas qu'il peut aussi être malade comme tout être humain ou même qu'il puisse avoir quelques soucis de quelque nature que ce soit, tellement il se présente et s'exprime avec un ton et une adresse rassurants.

– Hé, mon ami Patrice, toujours et encore le palu ?

– Oui disons, docteur, répond mon bonhomme.

– Bon, je constate que la température n'est que très légèrement montée.

Tu es à 37,5, ce qui n'est pas alarmant.

Donc, tu vomis encore et encore ?

– Oui docteur.

– Écoute, on va te garder en observation ici.

Avec les perfusions qu'on t'a placées ça devrait aller.

Est-ce que tu as mangé ?

– Pas vraiment docteur, je renvoie tout ce que j'essaye de mettre dans la bouche.

– Ok, ce n'est pas grave, tu en as l'habitude.

Au bout du fil, j'ai mon épouse, Daa'da :

– C'est comment ?

– On l'a gardé en observation.

– Oui, il fallait le faire très vite.

Patrice aime jouer le dur même quand il ne faut pas,

Et tu le supportes,

Il est malade et au lieu d'aller à l'hôpital, il reste couché.

XXX

Deux jours sont passés, et les choses ne semblent pas évoluer positivement. Au contraire, nous assistons à une dégradation de la santé de monsieur notre fils. Non seulement il n'avale rien et maigrit à vue d'œil, mais aussi plus grave, il vomit de plus en plus, avec des douleurs intenses. Ce qui sort de son ventre est encore plus inquiétant, une sorte de liquide jaunâtre après des efforts effroyables. L'autre chose qui inquiète, c'est la température. En effet, et contrairement à ce à quoi nous nous serions attendus s'il s'agissait d'un palu traditionnel, la température n'est pas en cause. Non seulement les perfusions ne font rien, mais aussi, toute autre médication par voie orale ne marche pas.

Visiblement, Patrice ne va pas bien. Visiblement, il y a un problème autre quelque part. La maman est la première à s'en inquiéter, à poser trop de questions. Comme souvent, c'est la dispute entre elle et moi, une mini-guerre qui ne dit pas son nom.

– Hum, je ne sens pas bien cette affaire,

Comment tu vois ?

Dis quelque chose,

Dis au docteur que ce n'est pas bon,

Comment peux-tu rester là à regarder ?

– Non, attends, je fais confiance au « Docteur miracle »,

Attends qu'il se prononce.

– Oui, mais qu'il fasse alors vite.

– Écoute Dorothée, tu abuses un peu avec ta façon de paniquer tout le temps.

Arrête de mettre la pression sur les gens.

Ce matin du quatrième jour, le docteur nous trouve aux côtés de Patrice.

Il est exactement 9 h, le temps de sa ronde.

La veille, nous nous sommes parlé en ces termes :

– Doc, as-tu vu ton fils aujourd'hui et qu'en penses-tu ?

– Écoute, je te l'ai déjà dit, laisse-moi faire mon job,

Les choses ne se passent pas ainsi, c'est-à-dire sous la pression,

Retrouvons-nous le matin au moment de ma ronde.

Toute la nuit, je n'ai pas fermé l'œil, harcelé de questions par ma tendre moitié qui sait s'y mettre quand il faut me pousser dans une direction, ou quand elle ne fait plus confiance à ma parole. C'est comme cela, Daa'da, très forte dans ce genre de situation, mais souvent tout de même avec raison.

Voici le docteur avec nous, et la sentence qui tombe n'a pas besoin de discussion ni de révision :

« Patrice va passer au bloc,

C'est urgent,

Il fait une appendicite et il faut qu'il soit opéré d'urgence,

C'est ce matin lorsque je l'ai palpé à l'abdomen, que j'ai posé le diagnostic sans appel de l'appendicite,

Il a certainement gardé le mal un peu longtemps sans le déclarer,

S'il m'avait dit dès le premier jour qu'il sentait mal au ventre sur le côté, j'aurais vite compris. Mais là, étant donné ses antécédents de paludéen récurrent, nous avons eu tout faux,

Je le programme pour cette après-midi,

En principe c'est une opération bénigne et il sera sorti après trois jours, voire deux ».

Une fois encore, Daa'da avait raison, elle a vu et compris avant tout le monde, en tout cas avant moi.

Depuis notre union il y a vingt-cinq ans, c'est la première fois que la famille affronte une épreuve caractérisée par une hospitalisation avec intervention chirurgicale. Donc, l'ambiance est un peu celle d'un état de siège. Nous sommes tous en alerte, et notre petit cercle familial composé de Yanick, Angela, et moi, doit s'organiser pour gérer la pression. Pour le moment, seul mon tuteur, Sime Mathieu a été alerté. Lui, c'est un homme pragmatique, d'une sagesse et d'une culture sociale denses et diversifiées. Il est mon génie conducteur, mon soutien et ma référence des moments délicats.

Il a accouru à la clinique pour voir Patrice avant l'intervention et a causé avec le docteur Noundou, avant de revenir vers moi.

« Bon, attendons le soir pour voir ce qui en sortira,

Il m'a assuré que ce n'est rien, presque pas grand-chose,

Donc, pas de panique ».

En principe, les appendicites ne posent que très peu de problèmes quand c'est bien fait. S'il n'y a aucun imprévu, il sera effectivement sur pied dans soixante-douze heures au trop.

Lorsque j'arrive à la clinique à 18 h 30 min, la maman est en place, ferme et précieuse comme une mère poule qui veille sur ses poussins. En fait, Daa'da n'a pas bougé de là depuis le matin. Elle a attendu sur place et supporté la pression de l'attente. Manger lui a été impossible. Oui, je comprends ce que c'est qu'une maman, ce que c'est qu'une femme qui a porté son bébé dans le ventre durant neuf mois avec toutes les transformations et tous les désagréments dont j'ai moi-même été témoin en tant que papa, mari, compagnon et assistant.

– Comment alors Daa'.

– Ho, apparemment le docteur dit que tout s'est bien passé,

Il ne doit rien avaler avant deux jours au moins,

Attendons de voir.

– Ok, c'est bien, ça ira.

– Oui, toi avec ton optimisme excessif, toujours ça va aller.

Bon, je suis là, et je regarde,

Pour l'instant, Patrice supporte.

Après les trois jours, on commence effectivement à porter quelque chose de léger, en soupe au malade. Mais, hum, les choses ne semblent pas bien se présenter. Le docteur qui est passé croit toujours que ce n'est pas encore au niveau où il faut penser à autre chose. Il est confiant sur l'évolution.

Les perfusions ont été débranchées et l'alimentation par la bouche a commencé, mais le problème ne semble nullement résolu. Le jeune homme a toujours du mal à avaler, et pourtant il n'y a plus ni température ni douleur. Par contre, les vomissements commencent à tourner à un autre type de drame, laissant penser à tout, à tout y compris à un empoisonnement.

C'est Daa'da encore, qui allume la mèche et met la pression :

– Hum, cette affaire ne sent pas bien,

Allons-nous laisser l'enfant mourir sous nos yeux,

Va voir le docteur et dis-lui que ce n'est pas bon,

Il y a autre chose,

Cet enfant qui aime manger n'importe quoi, m'inquiète.

Et moi de calmer le jeu :

-Non, tu exagères,

Tu sais bien que nos enfants, comme nous, ne mangent pas n'importe comment et n'importe où,

Ne dis pas des choses qui ne tiennent pas debout,

Attendons de voir ce que va dire le docteur.

Les jours passent, et rien ne semble avancer.

Le docteur est dans une position de réflexion avancée sur la situation, mais ne donne aucune impression d'être perplexe ni débordé par le cas.

Pendant ce temps, c'est le défilé à la clinique. La famille n'a plus de vie, sinon une vie de souffrance intérieure avancée. Il y a comme une sorte de perdition dans l'affection, la cohésion et l'intimité collective. Chacun est dans un trouble réel. Ce sont mille regrets pour le gentil Pat, comme l'appelle affectueusement son grand frère Yan, mais que faire ?

Presque tout est revenu à zéro en termes d'attente.

XXX

Ce matin du dixième jour, il semble que Pat doit un peu sortir de sa chambre, prendre de l'air, respirer un peu l'air du dehors, mais la clinique ne dispose pas sur place d'un bon fauteuil roulant.

Me voici donc en train de faire le tour de la ville un dimanche matin à la recherche du fauteuil magique.

Tiens, je ne savais pas que tant de choses manquent dans ce pays, dans cette foutue capitale.

Mais comment peut-on manquer d'un fauteuil roulant ? La clinique en dispose bien, mais il est trop mal en point, pas assez adapté, inapproprié. Oui, je peux dire qu'elle n'en dispose pas vraiment.

Je ne dois pas oublier, William, Vanessa et Lorette, les trois qui s'affairent autour de Patrice, ces collaborateurs du docteur Noundou qui font preuve de talent, de patience et de professionnalisme comme infirmières et infirmier. Ils font déjà partie de nous et nous, une partie d'eux.

Ah oui, à propos du fauteuil roulant, il y a heureusement les brocantes, la magie de la poubelle dont les pays africains portent le symbole international dorénavant. Les riches sociétés industrielles n'ont pas que tué les pauvres pays pauvres et misérables de la périphérie, elles les ont aussi transformés en poubelles, en dépotoirs de leurs déchets, rebuts, rejets et non-sens matériels.

Mais quoi de plus normal ou de plus heureux, que cette trouvaille, cette reconversion qui nous sauve. Tout petit, à l'âge d'adolescent à Douala où j'ai grandi, je me nourrissais dans cette poubelle des Blancs, originaires des riches nations puissantes et développées du nord. Je ne pouvais pas m'attendre à voir cette situation perdurer, se perpétuer, au moment, des décennies plus tard, où on croit avoir évolué, changé, atteint le statut de pays moderne et respectable.

Mais, pas de problème, c'est notre sort et nous savons en tirer le meilleur. Voici que tout cadre de bonne facture, élément de la société évoluée et membre de l'élite instruite et matériellement suffisante, je suis contraint d'aller fouiller dans les petites boutiques de la brocante venue d'Europe, pour trouver un fauteuil roulant. Ah oui, nous sommes dans le paradoxe de notre temps et de notre monde, de notre pays, de notre gouvernance de misère qui, au fil des ans, et par la faute d'une élite inutile, avide et compradore, a avancé à reculons. Disons tout de suite que le mal est aussi une richesse, mais d'une autre nature. Cette brocante fait maintenant vivre et fructifier une autre classe de débrouillards et de chercheurs d'emploi, soudant une nouvelle alliance Nord-Sud.

En effet, ce sont des jeunes venus de là-bas, qui ne trouvant pas mieux dans les offres du système de gouvernance défaillant et inapproprié de nos pays, ont pensé à combler le vide, en s'aidant de la reconversion des rebuts et abandons des autres. Et on n'y trouve pas que de la merde, on y trouve aussi son bonheur, le bonheur relatif de notre niveau de besoin et de demande.

Mais ce dimanche aussi, je suis comme un être un peu en instance de mort. Je me décourage et recommence à m'encourager. Je me désole, et me relève dans ma tête.

Je suis parti très tôt de la maison, la tête pleine de pensées, le corps absent et traumatisé et le regard interrogatif. J'ai marché et marché, selon mon rituel d'exercices physiques qui me relance si souvent, mais qui cette fois se fait dans un contexte trop marqué par des nuages insaisissables. Et à travers la ville, je n'ai cessé de me torturer des cris internes, marchant dans ma tête plus que sur mes pieds.

Et les mêmes questions :

Pourquoi en ce moment ?

Pourquoi ceci encore ?

Mais qu'ai-je fait à la nature ?

Pourquoi mes ancêtres me lâchent-ils ?

Et mon père si protecteur, où es-tu passé papa ?

Non, pas moi, pas moi, pas le karatéka qui sait supporter et accepter sans crier,

Non, pas celui qui a fait la route du désert et est revenu vivant et triomphant.

Mon chant de ralliement entre mon corps, mon esprit et mon environnement problématique, c'est mon histoire, c'est ma force de l'élève, de maître fondateur du karaté, Maître Funakoshi Gishing. Quand je me découvre en mauvaise posture, en position de faiblesse, je mets en avant ces deux atouts : la bravoure et le succès de l'enfant parti en aventure à 16 ans, et le conquérant, le combattant capable de dérouler une vingtaine de katas supérieurs du maître de l'école du karaté fondamental.

J'ai finalement trouvé un premier fauteuil roulant que j'ai acheté tout de suite, puis en remontant cette avenue des boutiques de la brocante au quartier Essos, je suis tombé sur un autre fauteuil plus en état que le premier et je l'ai aussi acquis.

Me voici revenu à la clinique avec deux fauteuils, et juste pour montrer sans mot dire, combien et comment je suis lancé dans la maladie de mon fils. C'est William qui travaille ce matin, et sa réaction est sans appel :

– Mais professeur, c'est terrible, vous êtes formidable,

Comment pouvez-vous nous ramener deux fauteuils à la fois ?

On n'a jamais vu cela ici,

Des gens comme vous sont rares, très rares même.

– Non, non, mon cher ami, je n'ai rien fait d'extraordinaire,

J'ai trouvé un premier un fauteuil, puis un deuxième en meilleur état,

Voilà tout, et je pense que la clinique en profitera.

– Franchement, si on avait des malades comme votre fils chaque jour, avec des papas comme vous, la clinique serait gâtée et nous aussi d'ailleurs.

À la clinique se succèdent les gardes-malades, mais ce n'est certainement pas gratuit. Je dépanne au montant de dix mille francs CFA le tour, de jour comme de nuit.

Il faut bien se rendre compte que la compassion a des limites, parce qu'un malade ne saurait et ne peut pas paralyser le monde, tout un pays, toutes les activités, et par ailleurs, que même en famille ou dans la famille, une certaine lassitude se ressent après un certain temps. C'est ainsi que j'ai mis à contribution tous mes proches et dépendances directes et indirectes faits de collaborateurs, de techniciens. C'est donc logique, il faut des gens et des gens, et ces gens ne sont pas de tous les jours et de toutes les couleurs d'esprit, ces gens sont quelques-uns triés sur le volet.

Mon tuteur Sime Mathieu est lui aussi mobilisé, et je comprends bien qu'il n'est pas non plus très tranquille dans sa tête.

Dorothée, comme je veux bien l'appeler quand c'est chaud, est au four et au moulin, toujours dans la quête de solutions alternatives. En effet, la situation de Pat inspire trop de questions et de questionnements, trop d'interrogations et d'interrogatoires.

C'est que ses vomissements se font maintenant comme des moteurs d'avion rouillés, ou de grands camions emballés. En arrivant à la clinique, on peut entendre depuis la grande cour comment cet enfant souffre. C'est terrible, c'est insupportable, c'est trop pour un fils.

Que faire alors ?

Pas de solution en dehors de mon « Médecin miracle ».

Noundou Pierre Marie, c'est son nom complet, est un génie du métier, major du concours de chirurgie et de concours d'internat en France, plus jeune de son concours de certificat de spécialisation. Les personnes qu'il a déjà sauvées ne se comptent plus, tellement elles sont nombreuses.

Malgré tout, ma femme, la mère de Patrice, veut aller voir ailleurs, prendre d'autres conseils.

« C'est une affaire d'entéro-gastro », me dit-elle et martèle-t-elle à souhait.

Pourquoi ne vas-tu pas voir d'autres amis, par exemple le professeur Ndam ? »

XXX

Ce matin très tôt, je suis allé rencontrer le docteur Noundou à son bureau. J'ai trouvé un homme quelque peu transformé, calme, le verbe chiche, contrairement à son habitude.

– Écoute, me dit-il,

Je te parle parce que tu es des miens, tu es une des personnes très proches de moi,

Laissez-moi travailler,

Patrice est aussi et avant tout mon fils,

Je sais ce que je fais et je suis parfaitement conscient de la situation,

Je crois que je suis presque parvenu à cerner le problème maintenant,

Demain matin, je prendrai une décision radicale et définitive, et je t'informerai.

– Merci docteur, tu sais combien je te fais confiance et je n'ai pas changé.

Patrice est ton fils, et je te laisse tout, comme au début.

Il est 8 h ce matin, et comme à l'accoutumée, toute la famille, à l'exception de Yanick qui a déjà aménagé chez lui après son mariage, est à table. Personne n'est encore passé à la clinique pour prendre des nouvelles.

Je prends l'initiative d'appeler l'infirmier William sur son portable pour avoir des nouvelles du malade.

– Allô William, c'est papa Shanda.

Bonjour !

– Bonjour papa.

– Et Patrice ?

– Je suis en train de le préparer pour le bloc.

– Le bloc ?

– Oui papa, le docteur a pris la décision.

Du coup, c'est le silence, puis des larmes.

Ma fille Angela n'a pas résisté à la nouvelle.

En réalité, nous non plus.

J'appelle Yanick que j'informe aussitôt.

Que faire vraiment, que faire dans une telle situation ?

Chacun y va de ses prières et méditations, mais tous, nous sommes plongés dans un désarroi qui ne dit plus son nom, qui n'a jamais été autre chose que source de tensions et de divers stress depuis le début de ce mélodrame.

X

Appendicite ganglionnaire et nécrosée, c'est quoi ?

Nous sommes tous maintenant réunis à la clinique, et nous attendons, attendons, attendons, attendons, attendons la nouvelle, la suite, l'issue, ce que le bloc a fait de notre membre.

Imaginez quelqu'un dans le bloc, pour une deuxième fois en moins d'un mois, et avec la seule bravoure et certitude de votre médecin, lui et son couteau, plutôt son truc, son histoire de bistouri. Vous avez beau être courageux, la tête n'y est pas vraiment et vous avez les pieds qui frissonnent de fièvre ou fourmillent étrangement, sans parler du souffle qui se coupe de temps à autre, vous envoyant même en silence dans le monde des ténèbres.

Et puis, qui ne sait pas, qui ne connait pas ces histoires d'infirmière ou d'infirmier qui sort en larmes du bloc et se jette dans vos bras, ou ce chirurgien qui sort avec le regard perdu, et vous fixe longuement avant de baisser la tête, avec un seul mot : regrets.

Lorsqu'à 16 h le docteur ressort du boc après quatre heures de mécanique chirurgicale, il vient vers moi et me dit :

« Ça y est, passe me voir au bureau,

J'ai fini mon boulot et je suis content,

Je ne te parle pas ici ».

C'est juste un tour à côté, quelques dizaines de pas, et m'y voilà :

- Écoute, martèle le docteur Noundou,

Patrice en a pour toute la vie,

Il vivra pour l'éternité,

Il ne mourra presque plus,

Il sera fort et solide comme un roc infranchissable,

Ce que je viens de faire, s'appelle la chirurgie vétérinaire,

Je viens de faire non pas une opération, mais une dissection,

J'ai enlevé tous les intestins de Patrice et les ai posés sur la table,

Je les ai nettoyés comme on nettoie les intestins de la chèvre,

Je les ai ensuite repositionnés dans son ventre avant de refermer,

Maintenant il faudra attendre entre deux et trois semaines,

Et il devra être fort, patient et courageux,

De toute façon, il n'a pas le choix.

-Merci Docteur,

Je savais que tu allais trouver la solution,

Que tu allais nous sortir de ce pétrin.

-Mais oui, cher ami-

Ce que Patrice a eu s'appelle une appendicite ganglionnaire et nécrosée.

Tu peux aller voir au bloc ce que j'ai enlevé de son ventre,

J'ai dû couper une bonne partie des intestins pourris, décomposés entièrement et qui risquaient de détruire les autres organes. C'était gâté et gâteux.

Comment a-t-il fait pour tenir si longtemps avec ces conneries dans son ventre ?

À ce stade, la chance c'est que tous les autres organes sont intacts donc saints.

Lorsque je rentre dans le hall d'hospitalisation, je trouve Daa'da et les autres qui attendent.

– C'est comment alors ? interroge la mère de l'enfant,

– C'est bon, il semble que les choses allaient tourner au drame réel s'il avait passé encore une seule nuit sans intervention.

Hélas, quand le médecin vous dit ainsi que le malade va aller mieux, qu'il a trouvé le problème, qu'il l'a résolu et qu'il faut attendre, ne croyez surtout pas que vous êtes tiré du pétrin.

Les jours suivants allaient nous traumatiser davantage. Patrice était là, allongé sur son lit, la bouche ouverte, un tuyau dans le nez avec une perfusion. Le bonhomme ne pouvait ni manger ni boire. C'était horrible à regarder. Il fallait tout prendre sur place, les urines et les urines seulement. Et puis, nous étions là, condamnés à attendre les gaz, les gaz, le gaz ou les gaz. C'était la condition d'un début de rémission, d'un commencement d'espoir.

Patrice ressemblait de plus en plus à un squelette, une momie, une incroyable créature. Et pourtant c'était bien lui, mon fils, notre fils, l'enfant de mama Dorothée et de papa Jean Claude, l'enfant des Shanda, le petit frère de Yannick et d'Angela, le grand frère de Winnie, le petit-fils de Tchintchui Ngongang Elisabeth et de Ndjomo Sara Shanda, le neveu des deux Bertrand, Nguenteact et Ngatchou. Oui, et voilà une des magies de notre union, le sort qui a voulu que le cadet de mon épouse et mon cadet portent tous les deux le prénom de Bertrand, et qu'ils soient tous les deux les personnes les plus proches de nous et les plus calmes, les plus loyales.

À la maison, nous ne dormions pas. Comment pouvions-nous dormir, en sachant notre fils, un membre du clan couché là-bas, sans manger, sans boire, dans une même position avec le nez en l'air et un tuyau à l'intérieur ?

Nous ne mangions pas, et pour cause, comment le pouvions-nous ?

La table était dressée comme tous les jours par notre cuisinier et maître d'hôtel, mais tous les jours, il était contraint de débarrasser les choses presque dans le même état où il les avait mises.

C'était pénible,

C'était trop dur,

C'était invivable.

Daa'da avait bougé le monde, remué la planète, appelé partout et écouté de partout. Moi-même j'avais pris quelques nouvelles, mais restais tranquille, tant mon médecin me rassurait et me confortait.

Et puis, avec un membre de la grande famille à l'étranger, on est, certains sont, toujours à l'écoute, surtout quand le membre en question est un médecin. Voilà donc qu'il se trouve, que la petite sœur de Daa'da, Annie, dont elle est très proche et complice, est médecin en Allemagne.

Tous les jours, c'est plusieurs heures au téléphone. Elle donne son avis, elle dit sa part, et Dorothée vient répercuter, pensant faire du bien, croyant se faire utile au médecin. Pourtant, c'est exactement ce qui ne marche pas bien dans ce corps de métier.

Lorsqu'un spécialiste est sûr de son coup, de son diagnostic et de son traitement, vous vous faites provocateur en lui ramenant des conseils, des suggestions ou des propositions des autres médecins. Nous n'en étions pas éloignés ou si éloignés. La chance ici, c'est que le docteur avait confiance en moi et savait que j'avais confiance en lui.

Pourtant, il fallait malgré tout remuer tout ce que mon épouse avait ou connaissait comme amis et relations dans le corps. Et certains n'étaient pas des moindres. C'est ainsi que le professeur Vincent de Paul Dientcheu, vint au chevet de Patrice un soir, très tranquille et humble. Cet autre magicien vivant de la médecine est reparti convaincu, dès qu'il a été parfaitement renseigné sur le diagnostic et le protocole de soins enclenché par le docteur Noundou.

Celui dont il s'agit, est un autre médecin avec plus d'un tour dans sa poche. Jeune et brillant, neurochirurgien de réputation internationale formé dans les meilleures écoles et rompus aux meilleures pratiques, il est investi dans sa science et dans sa profession, d'une sorte d'autorité transcendantale certaine, inattaquable et universelle.

Et moi tout content, de reprendre mon épouse :

– Alors, tu vois ce que je te dis depuis ?

Noundou est très fort, et tu vois ce que Vincent nous dit.

Je considère que les deux papes ont parlé de la même manière, et surtout n'oublie pas que le premier pape c'est Noundou, l'aîné et patron de chirurgie. En plus, les deux se connaissent bien et se respectent.

– Oui, mais, quand je vais voir sur internet, ce truc que Patrice a eu est très mauvais et c'est pour cela que j'avais si peur et continue d'avoir peur.

– D'accord, moi aussi j'ai appris que c'est un sale truc, mais il faut faire confiance au médecin une fois qu'il a donné des assurances sur le traitement.

Nous étions là, allant et venant, bravant comme nous le pouvions, le temps d'attente et les images effrayantes de notre malade. Il fallait le nettoyer, lui parler sans qu'il puisse vous répondre. Il fallait surtout retenir ses larmes, gérer le regard des autres.

À un moment, mon épouse avait décidé de faire venir ses amies proches, pour quelques soutiens nécessaires, tant elle était exténuée et avait besoin d'un peu de compassion et de solidarité. On pouvait entendre les dames, pétries de chaleur et d'affection maternelle, promettre à Patrice des choses.

« Mon papa, courage,

Courage, tu vas guérir,

Tu vas guérir et tu rentreras à la maison,

Je t'apporterai à manger, ce que tu aimes le plus,

Tu me diras, et j'entrerai à la cuisine pour toi,

Rien que pour toi,

Pour que tu manges vraiment à ton goût ».

Ces mots produisaient des sensations qui me rappelaient les paroles berceuses de ma propre maman, en ces années, durant ces années où, jeune et turbulent, il m'arrivait de ne pas me lever, de ne pas aller à l'école pour une petite fièvre. C'était adorable, palpitant, gratifiant de toutes les sensations d'amour et de protection. Il m'arrivait même de simuler la maladie, pour être certain d'obtenir de ma maman un plat préféré.

Je sais, j'ai toujours su, et je mesure l'apport d'une maman dans ces moments. Pour patrice, je ne pouvais pas manquer d'apprécier, de ressentir au plus profond de mon cœur et de mon âme, ces élans de compassion de certaines mamans. Elles avaient pour nom, Tata Marie Claire, Me Mekiage, Tata Lysette, Tata Zoubet, Tata Colette et les autres. Elles étaient toutes des mamans accomplies, des mères qui donnent la vie et entretiennent la vie, des femmes qui nous protègent et veillent sur les sources de l'humanité, des êtres tendres et précieux qui font le monde et permettent de continuer le monde. C'était merveilleux.

Au moment de repartir, je les ressentais encore mieux et plus. En effet, elles avaient la manie de la compassion envers le papa, comme pour montrer qu'au-delà de leur amie et sœur, maman Daa'da, elles savaient et comprenaient ma douleur, la douleur du papa de Patrice. Chacune d'elles avait un petit mot de consolation pour moi, et dans certains cas plus d'un mot, tout un discours, des conseils pour la vie, des pistes et des consignes pour vivre l'épreuve difficile. Je me souviens de l'une d'elles particulièrement, et de ses termes forts ce jour-là.

Papa Shanda,

« Je sais que tu dois être très affecté, au vu de la façon dont tu aimes tes enfants,

Sois courageux,

Ce sont des choses de la vie,

Ce sont des choses qui arrivent,

Nous n'y pouvons rien,

Tu as la chance que Dorothée est là,

Tu as la chance que le médecin est bon et compétent,

Ne pense pas trop,

Ne te laisse pas envahir par le stress,

Patrice va s'en sortir ».

Mais ce que je ne supportais pas beaucoup, c'étaient les séances de prière, souvent longues, trop longues même pour certaines. Mais comment pouvez-vous empêcher une adepte fervente de religion, quelle que soit la chapelle, de prêcher autour de votre malade ? Parfois vous ne réalisez même pas à quel moment elle commence à réciter son truc ou à chanter ses cantiques. Vous subissez, parce que la majorité est de leur côté, et elles ne sont jamais prêtes à renoncer. C'est comme un venin irrésistible. Il faut voir certaines emportées, comme si elles allaient monter au ciel avec le malade et obtenir la guérison tout de suite ou le lendemain. Après tout, la liberté de leur culte doit être respectée, parce qu'elles savent, et parce que toutes savent, comment et pourquoi elles élèvent la prière et implorent le ciel et la terre. L'église est une forme de service militaire où les croyants, fidèles et observateurs, sont astreints à des tenues convenues, trop réglées et à la limite d'un autoritarisme outrancier. Quand ces adeptes se mettent comme ils disent en prière devant Dieu, vous n'y pouvez plus rien vraiment. La seule intelligence consiste à laisser faire, à subir, à se laisser commander pour l'instant, de façon à gagner leur estime, de façon à préserver vos relations. L'inverse c'est la descente aux enfers, et ils ne vous le pardonnent jamais, tant sur le champ que les jours suivants. Très peu ont en réalité la culture de la tolérance qu'ils prêchent pourtant avec autant d'envoûtement et d'emportement.

Les amis venaient, et les amis des amis, avec une parcimonie réglée par elle seule, elle madame mon épouse, compagne de premier rang et maîtresse de classe exceptionnelle, patronne de ma conscience et championne toutes catégories de supervision des affaires de la famille, de ses malheurs comme de ses bonheurs. On venait donc voir son enfant, son brave et unique garçon alité, sec comme un poisson fumé, avec l'allure de ces momies vivantes que l'on voit souvent au cinéma dans les salles de soins intensifs bourrés de tuyaux et condamnés à l'article de la mort. Le pauvre regardait sans broncher ces bonnes âmes, ces êtres compatissants venir et s'en aller. La consigne du médecin était de veiller à ce qu'il n'avale rien, car disait-il, il faut laisser les intestins se reposer du traumatisme, les laisser se refaire avant de reprendre du service. La seule chose autorisée était de passer de temps à autre sur ses lèvres avec un coton imbibé. Mais, à vrai dire, c'était presque impossible à faire, à supporter. Il arrivait de tricher, et Patrice lui-même s'y adonnait en forçant à sa façon. Une semaine, deux semaines, puis trois, c'était trop, trop vraiment, mais c'était la médecine, c'était la consigne, c'était le passage obligé, c'était la voie du salut vers le rétablissement et la guérison.

Et puis, cette veillée pour les gaz.

– Allô, la clinique ?

C'est comment ?

Quelle est la situation ?

– Ah oui, bonjour papa, ça commence à aller.

– Comment donc ?

Et les gaz ?

– Pas encore, mais ça promet.

Puis un jour, les nouvelles tombent autrement. C'est Patrice en personne qui les donne :

« Mon ventre fait trop de bruit,

Je n'ai pas fermé l'œil,

C'est comme si tout allait sauter dans mon ventre ».

Et le docteur d'interpréter :

« Voilà qui est un bon signe, un très bon signe même,

Ces bruits que vous entendez, ce sont les intestins qui se réveillent, qui se remettent à vivre et se manifestent.

On va commencer bientôt une alimentation par voie orale, mais encore quelques jours de patience ».

Nous étions devenus des étudiants en médecine, mimant chaque geste du docteur, et nous efforçant de bien retenir ses explications pour les répéter à nos amis visiteurs.

Lorsqu'en juillet, notre fille Winnie, la benjamine qui étudiait en Europe doit revenir pour les congés, la tête est dans un mélange à peine descriptible. Tout le monde est à la fois content de la voir, mais circonspect sur les explications à lui donner, sur la façon de célébrer les retrouvailles dans ces conditions. Heureusement que pour elle, on sait compter avec son positivisme naturel et un pragmatisme à faire les glaciers du pôle nord. Nous la prendrons ainsi de l'aéroport directement pour la clinique. Elle passera le reste de la soirée et une partie de la nuit avec son frère, avant de regagner le domicile familial avec le reste de l'équipe tard dans la nuit.

Oui, mais, si tout s'est bien passé avec maîtrise à la clinique, le rituel de la maison auquel on est habitués quand un membre de la famille revient de voyage, sera bouleversé. Les petits cadeaux, les chocolats, les histoires lors du vol, à l'embarquement, dans l'avion, à l'arrivée à l'aéroport de destination à Yaoundé, seront compromis, décalés ou driblés. Le cœur est ailleurs et le temps des joies et des gestes trop contents est loin.

XXX

Dans ce contexte, nous ne pouvions pas ne pas crier au malheur suprême, et parler souvent pour ne dire qu'à nous-mêmes, d'être courageux. Mais comment pouvait-on, comment pouvions-nous, empêcher quelques larmes de certains visiteurs, proches ou lointains ?

J'avais donné des consignes très strictes aux infirmiers et infirmières, de mettre dehors toute personne qui viendrait à verser des larmes autour du malade. Hélas, c'était sans compter avec certaines faiblesses légitimes. Il y eut d'abord ma belle-sœur Rose, femme forte et battante très proche de nous, mais veuve depuis exactement la naissance de Patrice. Lorsque je la vis couler des larmes, je n'eus pas la force de lui adresser le moindre mot. Je ne pouvais pas, je n'en avais pas le droit, tant cette femme avait souffert le martyre depuis la disparition de son mari à la fleur de l'âge. Théodore, jeune ingénieur informaticien formé à l'Institut africain d'informatique de Libreville, comptait parmi les premiers jeunes de son temps à devenir lauréat de cette prestigieuse école. Il avait devant lui une vie pleine de promesses, mais s'en était allé trop vite, emporté par la maladie, en laissant derrière lui Rose avec deux enfants. Mais toute seule et armée de la force de sa conviction de femme sur le front de la vie, elle a pu donner à son fils et à sa fille, une formation d'ingénieur informaticien pour l'un et de médecin dentiste pour l'autre. C'est donc une femme pour qui mon respect est immense, parce que symbole de tout ce pour quoi je milite en faveur de la femme et de toutes les mamans du monde.

Ce n'est pas à une femme comme celle-là que je pouvais interdire de manifester son émotion, de laisser couler les chagrins de son cœur comme l'eau d'un petit ruisseau intelligent et affectueux.

C'est donc quoi, une appendicite ganglionnaire et nécrosée ?

La maladie, c'est la maladie, mais toutes les maladies ne s'expriment pas avec la même interrogation ni la même publicité.

Depuis que nous sommes confrontés au cas de Patrice, c'est chaque jour que je reçois une information sur un cas similaire qui a entraîné la mort. Internet avec sa folie de renseignements, d'enseignements et d'informations, n'est pas ce qu'il y a de mieux au monde pour rassurer dans ce cas. On y apprend, sur le moteur Google, que c'est la catastrophe en lettres d'or. Cette affaire d'appendicite ganglionnaire et nécrosée est une véritable malédiction qui crucifie et sacrifie. Comme taux de réussite en cas d'intervention chirurgicale, c'est au trop un sur cinq. Alors, voilà une bonne nouvelle en allant sur internet, et dire que vous êtes dans le cas, c'est quoi attendre ?

La pire des choses, ou l'autre côté du drame, c'est la peur, la transmission de la maladie que l'on se fait dans sa tête, involontairement et inconsciemment, mais avec passion et consistance. Dès que le diagnostic fut établi, j'étais moi-même pris de conviction que j'avais la même chose, que j'étais peut-être comme Patrice, en train de trimballer des intestins pourris dans mon ventre. C'est vrai que je suis assidu à mon check up deux fois annuellement, un check up avec échographie des organes majeurs, mais qui sait, quelque chose peut échapper aux examens ou quelque chose peut survenir brutalement et se manifester mortellement. Aussi, je ressentais une douleur imaginaire du côté droit, là où se situe l'appendice, là où la pathologie se produit et se découvre. Voilà le malade imaginaire de circonstance, parce que dans sa tête, il s'est construit des scénarios qu'il alimente par des arguments de transmission génétique. Ah bon, ça n'a pas commencé par le papa, mais par le fils, et comment ? Comment serait-ce possible en fait ?

Il n'y a pas à en rire.

Il faut s'appesantir sur la survenance et la manifestation de cet état psychologique et porter le témoignage sous forme de conseil à d'autres. N'ai-je pas souligné dans le cas de la grossesse compliquée de Daa'da avec le risque d'éclampsie, comment par moments, j'avais la sensation de porter moi aussi le fœtus, de partager sa douleur et sa souffrance. C'est un éloquent signe d'amour et un vibrant message corporel, mental et moral d'affection et de solidarité.

Il me souvient qu'un jour, je suis parti de la maison à 6 h du matin, vêtu de ma plus belle combinaison blanche de sport, et que je ne me suis présenté à la clinique qu'après 18 h pour voir Patrice et le reste de la famille réuni autour de lui. En effet, j'avais fait le tour de la ville, marchand sans direction précise, avec la tête dégagée et le geste lent et sûr. Je voulais parler à l'inconnu, aux inconnus, me refaire une raison humaine, me replonger dans un mouvement anonyme et innocent à la fois. J'avais parcouru au moins trente kilomètres à petits pas, comme si je chassais cette bêtise, cette malédiction d'appendicite ganglionnaire et nécrosée de mon cerveau et de ma vue.

– Où étais-tu toute la journée ? me demanda Daa'da.

– Oh, maman, vraiment nulle part et partout.

– Vraiment ?

– Oui, hélas, c'est ce que je te dis.

– Attention de ne pas devenir fou à cause de ton fils.

– Ah, que faire ?

Je ne deviendrai pas fou, il était important pour moi de marcher, de changer un peu d'air, d'aérer mon cerveau, de briser le cercle infernal, routinier et inconfortable de l'hôpital. Comme Patrice ne peut pas sortir et ne peut pas marcher, je viens de le faire pour nous deux.

– Mon mari, tu es terrible.

– Ah oui, mais pas plus que toi, mon épouse.

C'est à chacun son monde et sa façon de gérer ce stress.

XXX

Mais attendez, pour Patrice, il y a l'école. La maladie intervient, alors qu'il doit commencer le stage professionnel de son Master II en contentieux et arbitrage à l'université catholique d'Afrique centrale.

Sa mère n'a pas arrêté de crier à la malchance pour son fils. Déjà, son admission à ce cursus avait été une affaire terrible. On a beau parler de notes, de règles, il n'y a presque pas ou plus de doute, que mon fils a payé quelque réputation de son papa, moi, oui de moi, ma réputation ou mes réputations. Son papa que je suis, n'est pas un inconnu, mais plutôt un leader social, un agitateur d'idées et des consciences, un avant-gardiste qui s'est mis debout bras levés et poings fermés pour dénoncer une récente cabale qui voulait faire croire que les étudiants d'une certaine ethnie sont trop nombreux, et que si ces derniers y sont si nombreux, c'est parce que des professeurs de la même ethnie auraient mis en place une sorte de mécanique de la tricherie très avantageuse.

On sait depuis que les patrons romains de l'Église catholique n'avaient pas apprécié, que l'affaire a contribué à coûter son poste à l'Archevêque auteur de l'accusation, et par ailleurs que les dirigeants de l'établissement ont très mal vécu les protestations dont je m'étais fait un des leaders les plus virulents. Il avait fallu que j'y aille, que je remue ciel et terre pour faire entendre raison, et sans succès.

Mais comme toujours, lorsque l'on a des origines ou des souches compliquées, risquées, il vaut mieux avoir également une force décuplée, des atouts extraordinaires, des compétences hors normes et savoir mettre en œuvre des stratégies globales enveloppantes et transcendantes. Patrice avait pour lui de fréquenter deux universités, et donc d'être en mesure de faire valoir plus d'un parchemin. Aussi, quand on a fini de le bloquer à l'université catholique sur la base de manigances sales et haineuses après avoir tripatouillé ses notes, le bonhomme sort de son chapeau son diplôme de la faculté de droit et de science politique de l'université de Yaoundé II Soa, ce qui rend l'équivalence automatique et le qualifie sans coup férir pour la formation sollicitée. La bouche des comploteurs est d'autant plus vite fermée que le patron dudit Master, le professeur Amougui Pulchérie dont je ferai la connaissance plus tard comme une brave femme et une universitaire intègre et rigoureuse, ne marche pas dans la combine.

Cette histoire vaut amplement la peine d'être contée, parce que votre fils peut être victime à tout moment dans le cours de sa vie, de la conduite haineuse, sournoise, cruelle et malveillante d'un adulte qui veut se venger de vous, de son père en fait. C'est surtout ainsi dans les systèmes chaotiques, les systèmes sauvages de gouvernance et d'encadrement, où des éducateurs ou des responsables nantis de pouvoirs discrétionnaires et dotés de souveraineté administrative autoritaire, décident de sanctions et d'évaluations fausses, malhonnêtes et quasiment mortelles. Dans le cas d'espèce, un supposé doyen qui dispensait un enseignement aussi bizarre qu'abject dit d'éthique, avait trouvé la parade pour attribuer à Patrice, son ennemi par interposition ou par substitution pour dire vrai, la note infâme et éliminatoire de 02/20. Pour bien comprendre la matérialité de la haine, il faut savoir que ce fut la même note en session normale et en session de rattrapage. Et pour la session de rattrapage, l'étudiant était seul à composer. Voilà comment des systèmes sauvages broient des génies et tuent les intelligences, renvoyant l'Afrique toujours plus au fond des poubelles sales et puantes, et anéantissant les balises des chemins du progrès.

Daa'da n'a donc pas si tort, de se lamenter à longueur de journée, assise à côté de son fils à l'hôpital.

Et si maintenant, il ne peut même pas enclencher son stage, suivre les derniers enseignements, les comploteurs risquent de se ruer sur la belle occasion pour le clouer, pour le rayer de la liste, car leur but était et reste de le contraindre à quitter l'université catholique après quatre ans sans diplôme.

Je me rends donc au secrétariat du département des sciences sociales de l'université catholique pour expliquer ce qui arrive à mon fils. Là-bas, je tombe sur une jeune dame très sympathique qui m'écoute religieusement, avant de m'interrompre poliment :

« Monsieur, vous avez eu de la chance,

Priez beaucoup pour Patrice et remerciez le ciel,

Remerciez vraiment le chirurgien, le médecin.

Je vous le dis, parce que ma petite sœur de 27 ans est morte il y a tout juste trois mois de la même chose, une appendicite compliquée que l'on a découverte tardivement. En fait, elle avait souvent des règles douloureuses, très douloureuses. C'est ainsi que pendant presque deux semaines, elle avait mal au bas-ventre et se disait que cela allait passer, comme d'habitude. Hélas, non, cette fois c'était autre chose, et lorsqu'elle s'est rendue à l'hôpital en situation de presque coma, on n'a pu rien faire.

Ma sœur est entrée au bloc pour ne plus ressortir. Les médecins nous ont dit après qu'ils ont ouvert et n'ont même pas pu refermer son ventre, parce que tout était déjà pourri à l'intérieur, à cause de l'appendicite développée en véritable centre toxique généralisé ».

J'ai baissé la tête et mesuré le sens, la portée et le sentiment de soulagement du docteur Noundou. Je me suis mis alors à revoir notre conversation dans ma tête :

« Patrice a eu beaucoup de chance, me dit-il,

S'il avait passé encore une seule nuit, il n'aurait pas tenu,

Nous serions plutôt en train de parler de l'organisation de ses obsèques ».

La vie, c'est aussi cela, les différences de sorts, les trajectoires qui se croisent et se séparent en prenant chacune sa couleur, en suivant chacune son destin, son chemin tracé et verrouillé. Vous vous levez un matin et engagez une conversation pour raconter le triste sort qui s'est abattu sur vous, mais vous trouvez en face, un plus triste sort, et cette fois non pas fait de blessure ou de maladie guérie, mais de catastrophe définitive, de mort, de perdition absolue. Du coup vos atténuez votre plainte et vous reconsidérez votre souffrance et votre propre malheur que vous relativisez un peu, vous estimant privilégié. Il n'y a pas un jugement de la vie ou sur la vie, il y a en effet des jugements sur la vie et une pluralité de jugements de la vie. Vous en faites la leçon, une leçon, votre leçon et sans aucun doute, celle de tout le monde, la seule qui compte et la seule qui vaille la peine d'être retenue.

Il fallait bien que nous nous rendions compte, que nous revenions à l'évidence, et cette évidence s'écrit et se peint en lettres et en chansons de chance pour notre malade, pour notre fils. Un malheur est toujours un peu plus petit ou un peu plus grand qu'un autre, et c'est pour cela que les joies aussi, devraient obéir à la même relativité de principe, dont une vie sérieuse et ordonnée doit toujours s'inspirer.

Patrice a été sauvé par le docteur Noundou, mon médecin, le docteur que j'ai baptisé du nom de « Docteur miracle » et est sorti de la clinique pour poursuivre son ambition de devenir avocat.

Mais la convalescence ne fut pas une mince affaire non plus, car il fallait réaménager complètement sa chambre, organiser son alimentation de manière spéciale, lui trouver un autre lit, et veiller sur ses moindres mouvements de nuit comme de jour. Il est resté un être fragile pendant des mois, vivant sous la surveillance de toute la famille, et bénéficiant de l'assistance de deux infirmiers, lesquels n'étaient autres que ceux qui avaient veillé sur lui à la clinique. William et Lorette sont devenus ainsi des membres de la famille, de notre famille, et jusqu'à ce que leur champion de malade, monsieur notre fils, retrouve un certain équilibre et une complète autonomie.

XXX

Dans une société où la logique n'a de sens que de sorcellerie et où la maladie et la mort sont plus à mettre au compte de quelques sources mystiques, avoir une visibilité sociale, avoir le moindre mérite, conduit à construire des montagnes de supputations à chaque incident, accident ou travers de la vie. Nous en étions donc parfois à craindre plus de ce qu'en dit notre entourage qu'à nous préoccuper réellement de la santé de notre fils. Tout était si beau, si normal, si réussi, et tout semblait rouler pour le meilleur des mondes. Mais voilà, pour quelqu'un de si versé dans l'opinion, de peut-être très ou trop visible, comment ne pouvait-on pas redouter ou suspecter la jalousie ?

Ainsi allait notre monde, de nuit comme de jour, avec à répétition, ma brave et très vigilante épouse toujours en pôle position quand il s'agit de me reprocher de trop parler. Et moi de rappeler avec une assurance mêlée à une certaine désinvolture, que tout cela n'est que perte de temps et craintes gratuites. Après tout, comme j'aime à le répéter, on ne peut pas dire que l'on tue les gens à distance, que l'on commandite les maladies, que l'on suscite mystiquement des échecs et des malheurs, en croupissant sous une pauvreté et une misère cruelles. Et puis, la belle maison, les voitures, les tenues haut de gamme, avaient quoi à faire ou ont quoi à voir avec la maladie, avec une appendicite compliquée que l'on découvre tous les jours chez les gens ? Le docteur Noundou nous disait qu'il recevait plusieurs cas d'appendicite par mois, et certains pouvaient effectivement présenter des complications ; celui de notre fils n'entre pas dans les exemples ordinaires.

Il est important de s'installer dans le confort d'une personnalité solide et d'une ligne de vie débarrassée des influences négatives et obscurantistes, pour échapper à ces supputations qui tuent les malades avant leur vrai mort, et ruinent la santé psychologique des familles. Le recours premier à la sorcellerie et aux explications parapsychologiques entraîne automatiquement une dépendance dangereuse envers les porteurs et promoteurs des sectes et autres cercles de maraboutage dont la plupart procèdent de la simple escroquerie habillée de discours sensationnels, pompeux.

Ces comportements attentatoires au bon sens élémentaire ont fini par aggraver l'expansion des pathologies qui auraient pu être maîtrisées et éradiquées. Pendant longtemps, on a attribué le SIDA à un sort lancé sur le malade, alors que pour la plupart, ils connaissaient l'origine et les manifestations de leur état de santé défaillant. Bien évidemment, c'est toute une chaîne dans laquelle interviennent plusieurs acteurs petits et grands, centraux et périphériques. Plusieurs personnes continuent de perdre la vie à cause de cette cacophonie entretenue par des hordes de menteurs et de méchants qui choisissent délibérément de perpétuer l'ignominie des diagnostics fallacieux et la barbarie des prophylaxies subjectives. Certes, il n'y a pas de négation par rapport à la pharmacopée traditionnelle dont certains aspects résultent d'une parfaite maîtrise des plantes. De même, personne ne saurait nier ni contester la puissance et le sérieux des guérisseurs des villages et contrées africains qui savaient, ont su et savent encore détecter, traiter et même éradiquer certaines pathologies.

Toujours est-il que mon épouse, et un petit cercle très influent de la famille, étaient convaincus que toute issue tragique pour notre fils aurait conduit à des commentaires, voire à des accusations très souvent entendues dans ce genre de cas. Et le genre de cas ici pointait directement le doigt sur le style, le niveau et la qualité de vie de la famille. Dans notre propre tête trônaient des pensées et des projections légitimement interpellatives. Tout cela n'arrivait-il pas au moment où les revenus de la famille venaient de faire un bond en passant du simple au quintuple ? Ils ont vendu leur fils, allait-on susurrer. Mais comment, vous ne voyez pas comment ils vivent comme des pachas ? Et en Afrique, les choses vont vite, très vite parce qu'alimentées par une sous-culture du racontar improductif et volontiers incantatoire entretenue et presque soutenue officiellement. Quand les moyens de communication officiels du gouvernement sont mis en œuvre pour répandre des sornettes à l'instar de l'apparition de la très tendre, maternelle et adorée Vierge Marie dans une petite bourgade rurale, que faut-il attendre du comportement et des croyances des populations laissées à elles-mêmes ?

Il arrive qu'après avoir perdu un être cher, on soit interdit de deuil, parce que mis sous pression et dans certains cas pourchassés par des membres de la famille qui vous accusent de sorcellerie en vous rendant responsable de la disparition du défunt. Ce genre de trouble aboutit à des drames en série, des meurtres organisés ou à défaut des fractures irrémédiables dans la famille. C'est justement de cette façon que la pandémie du SIDA a fait des ravages indescriptibles parmi les personnes saines. En effet, compte tenu de certaines caractéristiques avérées de la manifestation de la maladie au stade avancé, amaigrissement, diarrhée, vomissements, plaques bizarres et boutons sur la peau, les champions des commérages et les adeptes des croyances obscurantistes ont tout de suite versé dans l'idée du crime commandité.

Et l'argument choc reposait sur le discours plus qu'adroit et inquisiteur selon lequel,

« Tous les examens ne montent rien,

Tous les résultats sont négatifs,

On ne comprend pas ce qui lui arrive,

Même les médecins sont dépassés ».

Voilà, et pour tout ce qui précède, il faut bien qu'il y ait la main de quelqu'un :

« Peut-être le père,

Peut-être la mère,

Peut-être l'époux,

Peut-être l'épouse,

Peut-être le grand-père,

Peut-être ce collègue de travail jaloux ».

Et ainsi de suite, à n'en pas finir. La liste des accusés ou des soupçonnés peut s'allonger indéfiniment.

Mon propre père est mort malheureux, parce qu'il a passé les vingt dernières années de sa vie, à trimballer comme une méchante plaie béante, une accusation savamment orchestrée de sorcier, émanant de sa troisième épouse. En réalité, notre maman avait trouvé dans le décès de son fils pourtant mort de typhoïde, une belle occasion de se venger pour les brimades et la marginalisation dont elle estimait avoir été victime tout le long de leur vie commune.

Mais on a beau se faire solide, essayer de banaliser ou menacer de traquer et de traîner en justice les auteurs de telles accusations et suspicions, rien n'y fait, on subit le coup, on ressent de la gêne. Dire que nous étions ou que moi personnellement j'étais insensible ou absolument pas pénétrable par la perspective de telles divagations calomnieuses de l'esprit de la part d'inconnus, c'est un peu mentir. Après tout, même bien replié et bien protégé derrière ses hautes barrières, ça vous tient la tête, ça vous ennuie d'une manière ou d'une autre. C'est l'une des pires tares des sociétés obscurantistes, et c'est une des conditions les plus troublantes et les plus insupportables quand la mauvaise gouvernance, le délabrement et la décrépitude des valeurs, achèvent de fabriquer un genre de citoyens sans aucun repère positif pour valoriser sa culture fondamentale. Ce citoyen est en définitive loin de pouvoir et savoir se prendre en main pour faire évoluer ses rapports de toute nature : rapport aux tiers ; rapport à sa famille ; rapport au temps ; rapport aux choses ; rapport à l'animal ; rapport à l'étranger ; rapport aux morts ; rapport à sa mémoire et à l'histoire ; rapport au commerce et rapport projeté à la postérité.

La leçon, et il en faut toujours, c'est la grande expérience de la condition humaine, et sauf à se détourner du monde, à construire dans sa tête une planète étrange sans voisins ni sentiments, ce sont cette humilité et cette envie pressée, mais humble de partage, qui vous habitent dorénavant. De là émerge sans aucun doute chez ceux qui savent lire le temps, interpréter les choses et comprendre les événements, l'instinct fort de compassion et de solidarité vive.

XI

De Patrice au petit Lionel, la même condition humaine, la même souffrance maternelle

Il est très conseillé, lorsque l'on est en santé, virevoltant d'ambitions, triomphant de projets et de réussites, apaisé et tranquille dans sa tête, de prendre la peine, de se donner vraiment le temps, d'aller faire un tour dans les hôpitaux pour lorgner un peu l'ambiance dans les urgences, les couloirs des maternités et les salles d'hospitalisation. Il ne fait aucun doute, qu'ainsi nous comprenons mieux notre monde et mesurons froidement la vanité de notre être, en plus de ce que nous réalisons automatiquement, comment certains destins peuvent être chamboulés du jour au lendemain, à cause d'une pathologie bénigne.

Et puis, quand ce n'est pas cette réalité immédiate et poignante de la condition humaine en terrible souffrance dans les structures de santé, il y a l'exigence de compréhension de ce que la maladie fait aux gens, et de ce que, pour un malade qui s'en tire, beaucoup d'autres passent de l'autre côté pour rejoindre à jamais le monde des ténèbres. Prenons alors une société où la maladie ou certaines maladies condamnent à une mort automatique, où aller à l'hôpital c'est commencer à rédiger son acte de décès, où le discours en apparence rassurant sur une santé pour tous, est une simple propagande de gouvernants loin des réalités et où la très grande majorité de la population n'a ni moyens de manger à sa faim, ni possibilité de bénéficier d'une bonne éducation, et pire ni la chance de vivre au-delà d'un âge de la fraîcheur. Quand on sait que près d'un demi-millier de nouveau-nés meurent avant d'avoir poussé le premier cri, que reste-t-il vraiment comme considération pour la vie ?

Autre lieu symbolique, autre découverte troublante et qui interpelle. Rien de plus indiqué que les pharmacies. Il faut traîner une heure, voire deux dans le hall d'une pharmacie située dans la proximité des quartiers populaires, pour se rendre compte que près de la moitié des personnes qui y entrent, se renseignent sur les prix des médicaments et ressortent, car incapables de disposer de l'argent nécessaire. Le spectacle des mères en larmes qui arrivent avec un bébé malade dans les bras, tendent l'ordonnance et repartent de la même façon, est déroutant.

C'est donc dans ce genre de monde que se situe l'autre drame, l'autre scène, l'autre appel à la solidarité qui me tombera dessus, juste après que Patrice est sorti de la clinique.

XXX

Quand vous avez été habité par une grande peur et que finalement vous retrouvez un peu de sérénité, il faut du temps, il faut de l'espace de respiration et du sommeil, pour que vous redécouvriez le genre de vie qui fait dire que l'on va à peu près bien. Et quand c'est un proche, un si proche, une partie de vous-même et de votre fabrication qui est revenu du couloir de la mort, vous regardez les choses et le monde avec attention.

C'est donc cela, c'était cela, en ce jour où, installé à mon balcon un samedi matin après avoir demandé à Patrice comment il avait passé la nuit, je prenais la minute traditionnelle pour lire les messages électroniques sur mon ordinateur. Mon fils vivait sa convalescence avec ses hauts et ses bas, entouré qu'il était d'une affection familiale débordante.

Soudain, un message capte mon attention :

« SOS pour sauver un enfant de quatre ans qui souffre d'une hernie nécessitant une intervention chirurgicale urgente ».

Le message provenait d'une petite ONG basée en France et dont l'un des principaux animateurs était de nationalité camerounaise. J'ai immédiatement réagi en demandant aux responsables de cette organisation de me communiquer le contact de la famille, ce qui fut fait dans les heures qui suivirent. Je pris l'initiative aussitôt d'appeler au numéro que j'avais reçu. Au bout du fil, une jeune maman avec qui j'engageai la conversation pour les informations utiles :

– Bonjour !

– Bonjour papa

– C'est vous la maman du petit Lionel

– Oui papa, son vrai nom c'est Abanda Ndzié Marius Lionel.

– Alors, ma fille, que se passe-t-il ?

– Il faut qu'il soit opéré et je n'ai pas de moyens.

– Oui, c'est ce que j'ai lu sur internet.

Quel âge a-t-il donc ?

– Quatre ans.

– Où est son père ?

– Il est mort, en me laissant quatre enfants.

– Quel âge avez-vous ?

– 23 ans.

– Pouvez-vous passer me voir à la maison ?

– Oui papa, même tout de suite.

Je viendrai avec le petit Lionel.

– Ok ma fille, j'enverrai quelqu'un vous chercher à la descente de taxi.

Voici mon nouveau cas, presque comme une histoire ancienne, mais une réalité de tous les jours, une image pénible et émouvante.

Assise face à moi et tenant le petit garçon entre ses jambes, la maman de Lionel me regarde en racontant l'histoire sans manquer de prendre le temps d'articuler. En effet, passé le moment de la surprise, elle réalise qu'elle a sans doute une chance de sauver son enfant.

J'apprends donc que l'enfant porte cette hernie depuis la naissance, et que les moyens ont toujours manqué. Et contrairement à ce que j'aurais pu penser, le père n'était pas un de ces voyous qui s'éclipsent après son forfait de grossesse. C'était vraiment le mari, le compagnon, mais c'était aussi un pauvre, un autre cas de ces jeunes chefs de famille aux poches vides et au destin livré à la misère. L'hôpital central exigeait la somme de 475 000 FCFA (quatre cent soixante-quinze mille) pour opérer l'enfant, et cela durait depuis deux mois.

– Mais qui précisément t'a donné ce devis ?

– C'est un médecin, et il a dit que sans cet argent, il ne fera rien.

– Donc il va laisser mourir l'enfant ?

– Oh, papa, c'est parce que tu ne sais pas comment ils sont là-bas.

– Où vivez-vous maintenant ?

– Je suis avec les enfants chez l'oncle que vous avez d'abord eu au téléphone.

– Où travaille-t-il ?

– Il ne fait rien, il est déjà très vieux.

– Et comment t'en sors-tu avec les enfants ?

– Je fais de temps en temps un petit commerce de vivres.

– Ok, ma fille, reviens me voir dans deux jours, et je vais m'occuper de l'opération de Lionel. Je te donne de quoi faire à manger aux enfants durant les deux jours.

Une fois que j'avais mis la maman et l'enfant dans le taxi que j'avais commandé, j'ai appelé mon épouse pour lui raconter ce que je venais de vivre. Nous étions une fois de plus face à une maman en souffrance, peinée, laissée cette fois toute seule face au destin de sa petite famille, une famille encore plus grande que la nôtre, une famille réellement dans la misère et la tristesse de la pauvreté, puis de la maladie. Dans ma tête, je faisais tamponner des images, des images et des images, des images de comparaison absurdes, mais éloquentes de discrimination et de fractionnement de notre société, de division de notre monde. Je venais de débourser quelque chose comme cinq millions globalement pour sauver mon fils, mais voici un autre enfant, l'enfant de quelqu'un d'autre, le fils d'une autre famille, le fils du monde, le fils inconnu des grands salons des gens bien, qui pouvait mourir parce que ses parents, ou son parent, ne disposent pas de seulement 475 000 FCFA.

Comment pouvais-je rester insensible ?

Comment pouvais-je laisser faire ?

Le regard de cette jeune maman m'avait bouleversé et presque emporté, parce que je ne tolérais pas dans mon univers de tendresse et de compassion qu'une personne soit aussi en peine, qu'une maman soit aussi souffrante pour la souffrance de son fils et souffrante de manque de moyens également. Il n'y avait pas de raison, pensais-je, que mon fils soit tenu hors de danger, et qu'un autre fils soit livré au danger.

Lorsque deux jours plus tard, je reçus la maman, c'était pour aller avec elle à l'hôpital à la rencontre du chirurgien. J'avais pris la décision d'y aller pour procéder à la finalisation des modalités de l'intervention. Il fallait sauver l'enfant au plus vite, et j'avais donné ma parole aux responsables de l'association, en leur disant par ailleurs que ce n'était plus la peine de continuer à chercher de l'aide. Mais je recevais le même matin, un ami plutôt très avisé ou trop introduit qui me rattrapa dans mon engagement.

– Tiens, grand frère, ne vois-tu pas que tu en fais un peu trop ?

Pourquoi veux-tu te lancer dans des dépenses alors que des structures de prise en charge pour ce genre de cas existent ?

– Par exemple quoi ?

Tu vois bien que l'enfant ne peut plus attendre ?

– Non, grand frère, qu'elle emmène son enfant à la Fondation Chantal Biya et les choses iront même très vite. Je suis sûr qu'elle n'est pas allée là-bas.

– Alors ma fille, connais-tu la Fondation ?

– Non papa, mais j'en ai entendu parler.

– Donc, tu n'y es pas allée ?

– Non.

– Alors, tu vois, je t'ai dit, si elle s'y était rendue, elle n'en serait plus là. L'hôpital central est une merde, ce sont des voleurs là-bas, des commerçants sans pitié qui laissent crever des malades sur la table d'opération à cause de l'argent.

– Qu'elle aille à la Fondation et tu verras.

– Ok, je vais l'y envoyer avec une recommandation personnelle au directeur pour qu'elle soit bien reçue et que les choses se passent vite.

Le jour suivant à 11 h, la maman du petit Lionel était de retour pour me rendre compte de sa rencontre avec le directeur.

– Oui, papa, ton ami avait raison,

J'ai été très bien reçue.

Après avoir lu ta lettre, il m'a dit d'aller attendre juste deux ou trois jours, pour que la secrétaire générale de la Fondation, qui s'appelle Madame Bidoung Mpkatt, soit de retour de son voyage en Europe. C'est elle qui doit valider le dossier.

Une semaine plus tard, rien n'était toujours fait, et l'enfant attendait ; son cas s'aggravant davantage. La maman se rendait tous les matins à la Fondation sans succès, et je l'encourageais à persévérer en prenant en charge les frais de transport. Deux semaines plus tard, elle fut informée par le directeur que madame la secrétaire générale était de retour et qu'elle avait reçu le dossier de Lionel. La suite fut une autre histoire, cette fois de validation du dossier par Madame Chantal Biya en personne. Vrai ou faux, c'est en tout cas ce qu'elle me rapporta de cet hôpital.

Au bout de trois semaines, je pris la décision, non plus de référer l'enfant à l'hôpital central où d'ailleurs rien n'était vraiment sûr, mais plutôt à mon médecin, au docteur Pierre Marie Noundou, le même brillant chirurgien qui venait de tirer Patrice de la mort.

Ce fut chose faite avec urgence et méthode.

« Je suis une clinique privée, me dit le docteur. En principe je devrais aller au-delà de ce prix fixé par l'hôpital central, mais je suis aussi sensible au sort de cet enfant. Tu me donneras exactement la même chose et je réaliserai l'opération ».

En plus, le docteur me dit que si nous avions attendu encore trois jours, nous aurions perdu cet enfant.

Lionel fut donc opéré avec succès et libéré du poids de cette sale hernie qui mettait sa vie en hypothèque. L'enfant et la maman séjournèrent cinq jours à la clinique et je pris tous les frais en charge.

La petite famille avait retrouvé le sourire et une certaine sérénité, et moi j'avais retrouvé une vraie paix de l'esprit et du cœur, en plus de prendre presque pour moi, et avec moi, les cinq personnes sous ma protection vraiment pour toujours. Battante, sérieuse, maternelle jusqu'au bout et jalousement consciente de sa situation sociale, la jeune maman s'est lancée avec hargne dans son commerce de vivres, avec mon soutien concret et ma supervision affectueuse. Elle vint me voir un matin, avec ces mots si forts, et si émouvants :

– Papa, je veux te dire encore merci pour tout,

Je veux surtout te dire que là où nous sommes au quartier Ekounou, on nous chasse déjà, et ce n'est plus possible de vivre avec les enfants là-bas. Je veux rentrer au village où je pourrais mieux m'installer sans loyer à payer, et organiser effectivement mon activité commerciale.

– Ok ma fille, si telle est ta décision, je te soutiens et t'encourage.

Que comptes-tu faire concrètement ?

– J'ai déjà mûri mon projet : acheter les vivres frais et venir les vende à Yaoundé.

– Et que faut-il maintenant ?

– Juste le transport pour partir, et un peu de fonds pour commencer.

– Ok, ma fille, je vais te les donner et te soutenir.

Voilà l'histoire de Lionel, mais aussi l'histoire d'une autre maman, une autre expérience de la maternité et de la femme au cœur de la famille. Lionel grandit et va à l'école, pendant que sa maman, ma fille, fait effectivement la navette entre Akonolinga et les marchés de la capitale.

De Patrice à Lionel, il s'agit d'un même monde, d'une même condition humaine dans la maladie, mais avec une réalité de la fracture sociale et de la discrimination par la fortune et à partir de la naissance, donc des origines familiales. Et là s'impose le besoin d'un peu de cœur pour une compassion sans frontières. J'ai sauvé Patrice, ensuite Lionel, devenu mon fils aussi parce que je l'ai voulu, senti et adopté. J'ai redonné à la maman de Lionel, un autre visage du monde, une autre perspective de la vie qu'elle avait perdue et qu'elle aurait sans doute définitivement perdue, si Lionel avait été finalement abandonné à son sort et était mort. Mais bien plus, voici une jeune maman, plutôt une mère encore enfant ou une enfant mère, frappée par le sort, devenue veuve trop tôt, et prise en otage dans le chantage à l'argent que notre société a inventé au point de pourchasser les cadavres aux portes des morgues pour se nourrir de leur piètre chair putréfiée.

Je m'interdis de porter un jugement sur la conduite du médecin, des médecins et de tous ceux qui ont reçu Lionel avant moi. Je m'interdis de traduire dans le verbe et par des adjectifs quelconques, tous ceux qui, détenteurs de pouvoir dans la société, manipulent les esprits, les instants, les instruments, les privilèges et les oripeaux institutionnels à des fins de pure propagande stérile. La postérité sait prendre soin de la sentence que délivrent inévitablement les tribunaux de l'histoire à l'encontre de tous les truands de la mauvaise gouvernance, de tous les crimes, de tous les abus et de tous les génocides.

Elles sont partout répandues sur la planète, ces fondations et autres institutions supposées humanitaires, qui portent le nom des premières dames pour mieux asseoir leur publicité et célébrer leur gloire de l'instant que marque le contrôle du pouvoir suprême par leur époux, mais c'est du plus élémentaire geste de compassion et de solidarité, de l'infiniment petit sauvetage du pauvre et du misérable, que se jouent leur grandeur et leur place dans les cœurs des humains. Quand le petit Lionel sera grand, il écrira peut-être son histoire que sa mère aura pris le soin de consigner et de lui raconter, et alors il posera un regard froid sur ce que sont véritablement les proclamations de la charité humaine.

XII

Et ces autres souffrances de la femme, quand la maternité fait défaut !

En 2011 et 2012, une affaire de vol de nouveau-né avait défrayé la chronique au Cameroun, et suscité l'attraction des médias internationaux, entraînant même des manifestations dans certaines grandes capitales européennes. Au centre de ce véritable mélodrame, se trouvaient une jeune élève de 17 ans orpheline de père d'une part, et une belle, grandiloquente et prestigieuse magistrate d'une quarantaine d'années d'autre part.

En effet, la jeune Vanessa, de famille très pauvre, avait conçu d'un jeune mototaximan de 20 ans, et son bébé, de sexe féminin placé dans le service de néo-natalité de l'hôpital gynéco-obstétrique de Yaoundé, avait été volé quelques heures après sa naissance prématurée. Démunie et sans défense, la jeune élève avait néanmoins organisé la résistance en refusant de partir de l'hôpital sans son bébé. Cette résistance n'avait pourtant rien donné durant trois mois, jusqu'à ce qu'un matin, son oncle soit conseillé de venir m'informer de la situation et de solliciter mon intervention, parce que j'étais connu comme activiste et président d'une ONG très efficace dénommée « Commission indépendante contre la corruption et la discrimination ».

Une fois rendu à l'hôpital et instruit complètement des faits, j'allais commencer une série de démarches en direction des pouvoirs publics, en déclenchant une mécanique de mobilisation à grande échelle des médias nationaux et internationaux. Voilà comment l'affaire s'installa durablement dans l'opinion, volant la vedette partout, dans les bureaux, dans les ménages, dans les foyers, à table, dans les toilettes, les bars, et même à bord des avions. Le chef de l'État camerounais en voyage à l'étranger fut correctement perturbé par des sit-in et des manifestations dans et devant son hôtel avec des poussettes portant un cercueil. L'Affaire Vanessa Tchatchou du nom de la jeune fille contre Caroline Medjang du nom de la magistrate et l'hôpital gynéco-obstétrique était devenue non seulement une affaire d'État au Cameroun, mais bien une affaire mondiale. Pour finir, la jeune fille fut brutalement expulsée de l'hôpital, des tests d'ADN dont personne ne put connaître les résultats réels furent pratiqués, le directeur de l'hôpital fut limogé, un cadavre de nouveau-né fut brandi quelque part à une trentaine de kilomètres de la ville pour faire diversion, deux petits voyous probablement innocents et sans aucun rapport certain avec les faits furent mis aux arrêts, et plusieurs audiences sans substance furent conduites devant les tribunaux de la République sans convaincre personne.

Dans cette affaire, au-delà des deux principaux protagonistes directs, deux femmes, deux mères par la nature et par le genre, deux potentielles créatrices du bonheur maternel et de l'humanité entière, se posait le problème fondamental de la femme tout court face à la problématique de la maternité devenue incontournable dans la validation de son statut, puis de l'enfant devenu la preuve, le symbole et la manifestation de son statut de mère.

Pour l'opinion publique fortement mobilisée, c'était d'abord la défense passionnée de Vanessa, présentée en victime expiatoire d'une conspiration venue des classes dominantes, aisées et arrogantes. Mais ensuite, le vent allait tourner et enclencher une autre polémique, celle de la tolérance ou de la dénonciation de la maternité précoce, débouchant plus tard seulement sur le sort propre de la magistrate Caroline qui ne pouvait pas avoir d'enfant, et qui aurait donc subtilisé le nouveau-né d'autrui.

XXX

Voici le nœud d'un drame qui en dit long. Au fond du casse-tête, on veut croire que l'on tient la preuve qui seule témoigne et condamne, et qui part du fait incontestable que le fonctionnaire du ministère de la Justice a longtemps cherché à tomber enceinte sans succès avec ses différents maris. On tient donc en elle, la coupable classique, certaine et garantie, tant les témoignages de sa vie antérieure sont éloquents et présentent une femme désemparée par son infertilité. N'a-t-elle pas essayé l'insémination artificielle en vain ? N'a-t-elle pas pris des contacts pour passer commande d'un nouveau-né, éventuellement ?

Il me faudra à moi-même, du temps et du recul, pour me rendre compte de tous les enjeux véhiculés par cette affaire. En effet, si la jeune élève a perdu son bébé, la grande dame magistrate a perdu tout ce qui fait d'elle, une femme avec la dignité et les attributs de la maternité que cela comporte. C'est ici qu'il faut sonner l'alerte pour parer au plus vite, aux bêtises sectaires d'une société qui fait vite de jeter en pâture les gens avant d'avoir réfléchi sur tous les contours de l'accusation et pris conscience de l'ensemble des implications de la justice populaire. Si de nombreuses femmes en sont arrivées à souffrir tant de leur infertilité définitive ou temporaire au point de penser à tout faire pour avoir un enfant, c'est en partie à cause du jugement et des regards inquisiteurs des conjoints, des familles et des amis qui les épient et tendent à les marginaliser. On ne se pose presque jamais le problème de la stérilité de l'homme dans ces sociétés où la famille est son champ de commandement absolu et sa propriété personnelle que personne n'a ni le droit de transgresser par quelque loi que ce soit ni par quelque tradition ou coutume sacrée que ce soit. La femme quant à elle, est source de maternité et confondue à la maternité ou rien, et la maternité veut dire avoir un enfant, voire des tas d'enfants ou rien. Quant à l'idée de couple, elle est ramenée à l'équation primaire et simpliste de procréation.

Dans ce contexte, on ne pense alors qu'à crucifier la femme pointée du doigt comme la cause sublime et unique de toute défaillance et de tout échec de cette équation du couple qui n'a plus de valeur que par la naissance d'un enfant. Cette naissance, la femme doit pouvoir l'assumer, l'exécuter, en livrer le produit ou être défaite de son statut de femme, d'épouse et de mère.

La plus grosse et la plus ignoble des injustices vient ainsi se planter dans une interprétation inappropriée et à la limite insensée, tant du rôle que du statut de la femme dans la société en général, et dans la famille en particulier. Notre conviction profonde c'est que ces interprétations sont entretenues à dessein pour servir des intérêts mesquins bien souvent ancrés par la persistance des gouvernances anti-démocratiques réputées pour violer les droits de l'Homme et les libertés fondamentales. Et même lorsqu'il s'agit simplement de jugements péremptoires, il faut les classer à un niveau élevé des erreurs sociologiques et anthropologiques.

Pendant longtemps, on a cru considérer les travers contre les femmes comme relevant de formes d'obscurantisme culturel et religieux. Mais force est de constater qu'il y a aujourd'hui un dépassement de cette classification. Les femmes sont mieux protégées dans certains pays réputés autocratiques à l'instar du Rwanda, et elles subissent en conséquence nettement moins de préjudices liés à l'interprétation erronée de la maternité. De nombreux autres pays déploient dorénavant des plateaux techniques pour encourager, faciliter et contribuer à la prise en charge de l'insémination artificielle, permettant ainsi de briser les tabous qui ont fait tant de mal à des millions de femmes. Reconnaître et accepter qu'une femme demeure une femme au sens plein du terme, c'est-à-dire une mère et une protectrice naturelle sinon la première protectrice de la famille même si elle n'a pas eu d'enfant, est un grand pas. Aller plus loin et aider la femme qui ne peut pas avoir d'enfant par la voie naturelle à en avoir par l'insémination artificielle, par l'adoption ou encore par le recours à une mère porteuse, constitue un très grand soulagement.

En réalité, le problème ne se poserait pas si nos sociétés n'étaient pas restées trop fermées et surtout trop perméables au discours culpabilisateur ambiant qui continue de faire reposer l'échec de l'épanouissement de la famille sans enfants sur la femme uniquement, ou encore qui fait de la venue d'un enfant, la condition de constatation et de consécration de la famille. De nombreux témoignages des femmes effectivement convaincues de vol de bébés ont confirmé le fait qu'elles avaient posé leur acte sous la pression de leurs époux, ou pour satisfaire à une véritable injonction explicite de la belle-famille :

« Si tu es incapable d'accoucher, laisse donc notre fils tranquille et rentre chez tes parents ».

C'est sous cette pression que certaines ont été obligées de simuler une grossesse durant neuf mois exactement, le temps nécessaire pour convaincre leur entourage qu'elles attendaient un bébé, le temps aussi de bien peaufiner le processus d'acquisition dudit bébé par tous les moyens et par toutes les voies. Dans le cas de la magistrate, un tel montage avait eu lieu, et avait donc contribué à renforcer le dossier d'accusation monté par l'opinion.

En tout état de cause, il est essentiel de rétablir la femme dans toutes les généralités de sa condition, de son statut et de son rôle social et familial, qu'elle ait donné naissance à un enfant ou pas. Il ne s'agit pas ou plus seulement d'une question culturelle, la question est aussi politique et institutionnelle avant d'être morale. Je connais de nombreuses femmes qui ont admirablement élevé de nombreux enfants qu'elles n'avaient pas accouchés, ou qui sont tout simplement d'une tendresse maternelle et d'une exceptionnelle importance comme ciment des familles. Personne ne changera la nature ni de l'homme ni de la femme, et le dire n'est pas verser dans la sous-culture construite de préjudices et de discriminations abjectes.

En réalité, il faudrait dans cet engagement en forme de profession de foi, acter aussi la résolution de la femme victime de la condition de son enfant, dépassionner sa propre pression et dépasser ce handicap de façon à mener une vie sans complexe. Les expériences connues à travers les récits de celles qui ont pu se confier ouvertement après de multiples échecs, pour finalement se livrer à une tentative de vol de bébé, mettent en lumière une étonnante obstination. C'est cette obstination qui conduit à la ruine de son statut et devient attentatoire à sa dignité en même temps qu'elle ouvre la porte à ses détracteurs.

C'est le lieu de signaler qu'en dépit de l'amélioration rapide des procédés de fécondation in vitro et d'insémination artificielle, il y a des millions de femmes à travers le monde qui ont échoué à toutes les tentatives. La technologie a pourtant nettement avancé, faisant passer le taux de réussite de dix à vingt puis trente et jusqu'à soixante pour cent dans les meilleurs centres dédiés à cette opération comme particulièrement en Espagne ou en Californie où la pratique est libéralisée depuis longtemps. Hélas, la chance reste aussi un facteur, au-delà de l'exigence des grands moyens financiers et des bons scientifiques biologistes. J'ai le souvenir de cette jeune femme qui a subi à trois reprises cette épreuve, avec à chaque fois l'implantation de deux embryons sur un total de 13 fécondés artificiellement, mais qui n'a pas eu de chance. La malheureuse avait même, après une des inséminations, cru que son heure était vraiment arrivée et avait pris les devants pour s'offrir des habits de future maman, allant jusqu'à prévenir sa maman de son état de grossesse.

Des cas comme celui-là sont nombreux, et on peut imaginer la pression, la déception, puis la désolation.

Last but not least, il ne faut pas sous-estimer les interférences involontaires d'autres femmes, quand de façon tout à fait normale et sans aucune pensée provocatrice, elles parlent un peu trop de leurs enfants à côté de leurs amies qui n'ont pas d'enfant. C'est un choc permanent, même s'il est possible que certaines n'en fassent plus vraiment une cause de dépression.

Ah, qu'est-ce que mon fils m'a donné des sueurs froides ce matin !

Je dois faire vite pour rentrer libérer la nounou,

Je dois me rendre à la réunion des parents d'élèves,

Ma fille a aimé sa robe,

Je dois aller chercher un livre pour mon fils,

C'était le pédiatre au téléphone,

Ma fille adore ses grands-parents,

Mon fils a été élu chef de sa classe,

Ma fille adore les pâtes alimentaires avec la sauce tomate.

Vivre avec ces intonations au quotidien n'est pas de tout repos, ni franchement compatible avec une quête de l'enfant en permanence dans la tête, ou un syndrome d'échec et de stérilité chronique.

XXX

Toutes considérations passées en revue, il reste le rôle de l'homme, le mari, le compagnon qui a signé un mariage en principe « pour le meilleur et pour le pire ». Des couples heureux sans enfants, ça existe et ça marche, on en trouve un peu partout, dans toutes les grandes traditions culturelles et dans tous les types anthropologiques. Pourtant, il demeure important de nuancer sur le bonheur, sur la thématique de l'entente et du ménage parfaits. Exactement comme on parle de l'enfant en Afrique ou en Asie, on en parle en Europe, en Amérique. Comment pourrait-il d'ailleurs en être autrement, puisque partout, il faut préserver la race, prolonger la culture, faire prospérer le patrimoine et garantir la succession des générations. On a souvent eu tendance à présenter certains peuples, voire certaines civilisations, comme très attachés à la culture de l'enfant comme le symbole de la famille. Pour dire vrai, la différence si elle existe, réside dans la façon d'appréhender la stabilité de la famille et son équilibre dans la société. Or, tout dépend alors de quelle société il s'agit, et les genres de stéréotypes que celle-ci développe selon son niveau de modernité ou d'obscurantisme. D'ores et déjà, nous savons que s'agissant par exemple de la modernité, un débat profond sépare les entendements et alimente une polémique sans fin.

Si par exemple en Occident, l'homosexualité est établie, consacrée et légalisée dorénavant, il est vivement rejeté et condamné en Afrique et dans d'autres traditions socioculturelles et historico-mystiques.

Pour revenir au rôle de l'homme toujours affirmé et mieux élu comme « chef de famille » dans la plupart des traditions et civilisations conjugales, il doit pouvoir porter sans trop de complexe, la situation d'une épouse qui ne peut pas ou n'a pas pu avoir d'enfant pour une raison ou une autre. On sait que les sociétés à vocation polygamique ont instauré des convenances qui apportent des palliatifs, notamment par le recours à des apports externes au couple. Il s'agit ici pour le mari, soit de trouver une femme de substitution dans la famille de son épouse, soit dans l'entourage de cette dernière, soit avec une femme de son choix, dans tous les cas avec le consentement de la concernée. Le mari pourra alors entretenir un second ménage discrètement ailleurs, dans une concession et en un lieu totalement différent du domicile familial. Ici, c'est la première alternative.

La deuxième alternative consiste pour le mari, à prendre une deuxième, voire une troisième épouse, de la façon la plus officielle. Nous aurons ainsi une situation où la maisonnée est peuplée d'enfants venant de la deuxième épouse seulement. Ici, il y a encore des couacs. Dans certains cas, les choses vont très bien, et dans d'autres, tout peut se gâter, contraignant parfois la première à s'en aller, ou encore la deuxième à trouver refuge ailleurs. Mais dans les traditions africaines en général, les choses vont plutôt bien, les femmes n'ayant pas souvent le pouvoir de décision ou d'ordonnancement de la vie familiale, elles subissent plus qu'elles n'interfèrent et dictent, sauf à mettre en exception quelques cas de couples mieux harmonisés et plus élaborés. Lorsque l'on se trouve dans les schémas d'absence d'enfant, il vaut mieux pour la femme accepter de coopérer pour le maintien de sa place et la continuité du bonheur commun. D'ailleurs, dans bien des cas, c'est la première épouse sans enfants qui devient la véritable maman au quotidien des enfants issus de sa coépouse. Sauf que des expériences vécues sont parfois très douloureuses avec le temps.

Je veux m'autoriser à évoquer un cas terrible, celui d'une maman qui avait élevé tous les enfants du deuxième lit, mais qui s'était vue rejetée, quand il a fallu régler les problèmes de succession et de partage des biens après le décès de leur époux et père. Les enfants ont alors fait bloc avec leur mère contre la première épouse. La malheureuse veuve fut même chassée de la résidence familiale où elle avait vécu 25 ans avec son mari, et fut plus tard contrainte à mendier pour vivre, elle dont le mari avait été ambassadeur et avait accumulé des biens en nombre. Je peux évoquer un autre cas, où l'on n'a pas eu besoin de disparition du mari pour que des scènes d'humiliation commencent. Ainsi en est-il de ce membre éminent du Parlement camerounais, dont la première épouse n'a pas eu d'enfant, et a été amenée à adopter deux progénitures de sa famille d'origine. Les enfants de la deuxième épouse ne ratent jamais l'occasion de rappeler aux adoptés qu'ils ne sont que temporairement dans la maison, et que quoi qu'il advienne et quoi que l'on fasse, ils devront débarrasser le plancher un jour. Le culot va plus loin et consiste à régenter les relations au quotidien entre les gamins dont aucun n'est pourtant sorti de l'adolescence. Les uns prennent le soin de limiter les droits et les mouvements des autres, selon un code et des ruses dont seule leur maman peut leur avoir indiqué les mécanismes et les éléments de langage.

Après la femme qui ne peut pas concevoir ou concevoir et accoucher effectivement et normalement, il y a le cas de l'homme stérile. Lorsque c'est établi après moult examens, une entente peut se mettre en place entre les époux, souvent avec ou sans l'assentiment ou la complicité passive des deux familles. En somme, l'homme autorisera la femme à se débrouiller ailleurs pour ramener les gosses, et il apparaîtra publiquement que ce sont bien les enfants du mari. Il faut dire que dans certains cas, la préférence va d'abord à des géniteurs venant de la famille de l'homme. Dans cette logique, on compte de nombreux cas qui procèdent du secret absolu entre les époux, même s'il est arrivé que trop de bruit entoure quelques naissances, tant à cause des niveaux de ressemblance qu'à cause des traits de caractère propres aux progénitures qui semblent trop éloignés de ceux du mari, leur supposé papa.

XIII

La symbolique de la journée Internationale de la femme et de la fête des Mères

Je tendrai volontairement et très calmement mes deux mains, pour enfiler avec tranquillité et culpabilité, les menottes destinées aux personnes qui ont souvent posé trop de questions sur le pourquoi et le comment de certaines manifestations, cérémonies et vénérations consacrées à la femme, à la mère, à cet être tantôt d'exception et tantôt extraordinaire pour les multiples rôles et casquettes qu'il assume dans toutes les traditions culturelles.

Ce que révèlent mon parcours personnel et mon histoire familiale, d'abord au sein d'une famille polygamique, et ensuite comme père, responsable de famille et adulte illuminé par une somme d'expériences et d'épreuves, c'est la découverte d'une réalité sociale qui non seulement s'accommode d'une profonde inégalité de traitement, mais plus grave, d'une presque absence de conscience chez de nombreuses personnes, de la délicatesse du genre féminin. Peindre un monde où la chosification, la discrimination et l'oppression contre les femmes, quels que soient les niveaux de développement, d'éducation et démocratisation, ne serait pas finalement si éloigné de la réalité. Les tumultes de la vie de véritable playboy qui ont été révélés sur le président américain Donald Trump ne montrent pas seulement combien la femme est demeurée une espèce de trophée de magnificence de la réussite de quelques hommes puissants, mais pire, ils interrogent profondément sur la sincérité des proclamations des gouvernants à travers la planète, s'agissant des politiques de promotion et de protection des droits des femmes.

C'est dès la prime enfance que se joue la division, la perception extravagante et abjecte du sexe féminin dans presque toutes les sociétés. Il n'y a pas une seule aire culturelle au monde où la fillette est plus valorisée que le petit garçon. En somme, toutes les traditions culturelles tendent à conférer au petit garçon, des aptitudes, des privilèges et des prérogatives sociales et familiales souvent justifiés par des rites aussi contestables que vaniteux. Même dotés de capacités et de compétences prouvées nettement supérieures, ces avatars culturels qui ressortent d'une anthropologie de la fracture des genres et d'une répartition injuste des privilèges de départ, ont du mal à être contrariés et effacés.

L'image de papa qui regarde la télévision avec son fils pendant que maman est occupée à la cuisine assistée de sa fille, colle à toutes les sociétés et participe d'une grossière schématisation de la place et de la contribution de l'un et de l'autre dans le processus existentiel et productif. C'est cette même image qui conduit à la condamnation de la femme aux tâches inférieures, non viriles et non génératrices de revenus dans le principe. Et si l'on est tenté de soutenir qu'il s'agit de photographies dépassées et désuètes, la réalité de certains mondes, cultures et traditions, particulièrement dans le monde islamique, revient en toute vitesse pour rappeler leur actualité et leur durcissement.

Certes, on peut s'en tenir à des sociétés à l'instar de l'Arabie saoudite où conduire un véhicule était encore une interdiction absolue pour une femme il n'y a pas longtemps, mais la manœuvre ou mieux, le crime s'il en est, touche d'une autre manière ou sous d'autres formes, les sociétés asiatiques et africaines qui n'ont rien d'arabophone ou de musulmane. Toutes ces choses font partie, prises comme une sorte de complot pour rapetisser, ridiculiser, infantiliser et rabaisser la femme, d'une démarche profondément incrustée dans l'articulation des systèmes éducatifs et des modèles de formation. Le discours par exemple sur le supposé « sexe faible » produit inévitablement des conséquences institutionnelles ; la maternité devenant un élément non pas de valorisation et de considération de la femme, mais plutôt de justification du principe de sa mise sous tutelle, de sa marginalisation et de son infantilisation. De fait, aucune différence n'est plus faite entre la femme et un enfant, et un handicapé. Être femme c'est donc être handicapé, et être handicapé, c'est être d'office inapproprié, inéligible, non recommandable donc exclu pour de multiples opportunités, mises en scène et positions.

En allant jusqu'au bout de la logique, l'on aboutit inéluctablement à la consécration de la violence avec sa justification automatique. Combien sont-elles, les femmes qui tombent chaque année, victimes de la violence de leurs époux, compagnons, petits copains ? Difficile de répondre à cette interrogation avec précision. Mais ce qui est admirable de folie et de sincérité, c'est que les sociétés dites développées se retrouvent sans doute en tête de ce bilan criminel, ce qui constitue une sacrée perdition de toute l'humanité. Les statistiques avancées par nombre d'études sérieuses tendraient à montrer qu'une femme meurt toutes les secondes dans le monde des suites de violences infligées par un homme. En 2017, elles étaient d'environ 116 pour la France seule, soit une tous les trois jours. De là à conclure à une forme de barbarie génétique impossible à extirper, ou même que certains pays engrangent des médailles olympiques de la sauvagerie tout en douceur, en dépit de leurs très belles avancées technologiques et leurs nombreux gadgets envoûtants.

XXX

Aussi étrange que cela puisse paraître pour certains sceptiques qui n'ont de cesse de douter d'une civilisation de l'universel, pour reprendre un concept cher à Léopold Sédar Senghor, la communauté des êtres humains, et non la communauté internationale comme aime à présenter une certaine idéologie de la pensée unique, reste soudée sur quelques valeurs communes portées en symboles d'intelligence et de sagesse. Après cet état des lieux de tout ce que j'ai exposé tantôt, il faut être fier du chemin parcouru par les institutions internationales dans le travail de construction d'une culture qui valorise la femme en reconnaissant les torts qui lui sont faits, les oppressions dont elle est victime et les préjugés dont elle demeure la cible explicitement ou implicitement.

En instituant une journée internationale de la femme ou des droits des femmes selon les considérations idéologiques et doctrinales, l'Organisation des Nations unies a réconcilié la mémoire collective de l'humanité avec les attentes nombreuses que sa création a suscitées. Ce qui est surtout bien dans la démarche, c'est moins la symbolique que la volonté d'érection d'instruments de transformation normative des rapports sociaux de toute nature, de façon à intégrer complètement et méthodiquement la femme comme actrice à part entière, sujet de droit parfait et source de pouvoirs et de prérogatives divers débarrassée de tous les préjugés. Dans un élan qui ne trompe pas et ne lésine pas sur le perfectionnisme du discours, les organisations internationales, sous l'impulsion de l'ONU, sont parvenues à susciter, ce qui était souhaité et recherché, des évolutions notables dans l'ordonnancement des chartes, constitutions et autres lois et règlements étatiques, sous régionales, et régionales en faveur des femmes.

En très peu de temps, on est donc passé de la célébration de la femme, pour la protéger et la préserver des agressions, à la reconnaissance de la femme comme sujet de droit à part entière. C'est ainsi que l'entendement a évolué très vite de journée de la femme à journée des droits de la femme. En réalité, il y a derrière cette apparence de conflits, une sorte de complémentarité évidente. Au départ, la femme n'existe même pas dans certaines sociétés, puisqu'elle est même privée de présence lors de certains cérémonies, événements et célébrations. Elle doit se cacher, se voiler intégralement, s'effacer et se faire oublier. Ne dit-on pas encore qu'elle doit demander la permission de son mari pour quelconque démarche et sortie ? N'est-elle pas soumise à la volonté de l'homme pour voyager, pour se présenter de certaines manières ? Elle est encore la honte de la famille, si d'aventure elle pose des actes qui, en apparence anodins, peuvent être considérés comme une hérésie avilissante, ce qui n'est pas le cas chez l'homme.

Alors, en venir à évoquer ses droits, sa présence partout et dans tout ce qui peut caractériser l'activité et l'épanouissement d'un être humain, d'un citoyen tout court, montre une harmonie compréhensible avec l'esprit et la lettre des précurseurs d'un droit naturel et d'un ordre moral universel dont l'Organisation des Nations unies s'est inspirée, pour se fonder, bâtir ses outils et ses instruments de travail, et dessiner le canevas de son socle normatif. C'est donc de là que découle la Déclaration universelle des droits de l'homme et des libertés, que deux protocoles additifs, dont l'un relatif aux droits civils et politiques et l'autre relatif aux droits économiques et sociaux sont venus compléter. Il faut voir dans la consécration d'une année internationale de la femme dont la date du 8 mars est le jour de célébration, une concrétisation des droits de l'espèce prise individuellement, donc non pas ou plus de l'homme, compris comme genre masculin, mais plutôt de l'Homme, avec un H majuscule, compris comme espèce humaine sans discrimination de sexe.

Il faut dire que cette ambivalence n'a jamais cessé, tant la différence que l'on perçoit entre l'interprétation de part et d'autre entre la langue française et la langue anglaise, sème la discorde, mais une discorde plutôt sans arrière-pensée. En réalité, Human Rights se traduit par droits de l'Homme. Or, il aurait fallu que la langue française épouse plutôt l'appellation de « Droits humains », pour rester fidèle à une compréhension sans polémique. Malheureusement, les convenances de langage en ont décidé autrement.

Restons loin de la polémique stérile, et revenons au fil conducteur de nos idées sur cette journée internationale des droits des femmes. Il faut faire la remarque rapide sur la portée et l'interprétation selon les sociétés. Dans un pays comme la Tunisie, sa valeur est toute spéciale, teintée d'un pragmatisme et d'un réalisme qui tirent ses lauriers de lois effectives, de pratiques appréciables et de réalisations concrètes, qui datent de la société libérale qu'avait rêvée, voulue et avait pu construire Habib Bourguiba, le premier président du pays. D'ailleurs ici, la journée consacrée aux droits de la femme se célèbre plutôt au mois de mai, correspondant à l'histoire propre d'institutionnalisation de mesures en faveur de la femme sur place. Ailleurs, on vit tout à fait autre chose, loin d'une expression des droits et des exigences des droits, et plutôt proche d'une sorte de manifestation libertine limitée à des fêtes populaires, à une foire circonstanciée d'un jour couronné de débordements et de dérapages de toute sorte.

Il en va de la journée internationale des droits de la femme, comme de la fête des Mères, laquelle s'est peu à peu universalisée, et est devenue un moment important qui permet d'honorer la femme, de célébrer la maternité et de louer le rôle de la maman. Il faut dire que la différence est néanmoins perceptible entre les deux événements, d'abord par la perception du symbole, et ensuite par la présentation au plan pratique. La fête des Mères semble plus intime et mieux comprise et respectée. En effet, il n'y a pas de place pour des débordements lors de la fête des Mères, parce que son caractère est loin d'avoir une composante ou une connotation revendicative. C'est plus la célébration d'une relation que chacun veut sentir d'abord personnellement, avant de la projeter collectivement et universellement. D'ailleurs, l'un des traits très précis est la remise de cadeaux, la volonté de marquage, de fabrication d'un souvenir. C'est un moment de remerciements.

Voilà qui nous rend pleinement satisfaction, et restaure un peu d'équilibre dans le récit des souffrances et des peines de la femme, de la mère, de cet être que je qualifie de source de vie, de force de la famille et de fondement de notre humanité. J'ai souvent eu de la douleur en voyant la jeune fille livrée aux incertitudes du comportement masculin. Ceci n'est pas pour dire que dans tous les cas, il n'y aurait rien à reprocher à la femme, c'est le souci de réalisme, en sachant que l'homme est la principale cause de défaillance, de rupture, de tricherie, voire de fracture radicale dans le couple pour l'essentiel des situations qui finissent devant les tribunaux, voire dans la tombe. On peut estimer sans trop de surenchères que la jeune fille est d'avance condamnée à se protéger et à être protégée, à se battre plus durement que le jeune garçon dans le cours de sa vie pour mériter sa place, pour préserver sa dignité, sa personnalité, son intimité, sa personnalité et ses acquis. Le simple fait que de nombreux pays soient toujours très en retard dans certains domaines de valorisation de la femme et de la reconnaissance de ses droits, tous ses droits, tous ses droits d'être humain tout court, justifie bien cette lecture en forme de soupçons.

Au-delà de tout ce qui est universellement célébré ou déploré, il faut maintenant redouter le poids de certaines traditions sociétales et de certaines cultures familiales. Jetons ainsi un regard froid sur les sociétés où la dot est à l'envers, c'est-à-dire produite par la famille de la jeune prétendante au mariage. Pensons encore à ces obscurantismes où la naissance d'une fille n'est pas toujours bien acceptée tantôt par le père et tantôt par la belle-famille ou encore par la famille élargie. On n'en finit plus de dresser la liste de ces préjudices sur lesquels on a le plus grand mal à imaginer une intervention automatique pour leur suppression ou même simplement leur atténuation. Nous touchons là les frontières du conflit d'éthique et il n'y a alors que le temps et des mutations internes patientes et ordonnées, pour espérer une évolution aboutissant à une délivrance de la femme de la condition de citoyenne imparfaite, et mieux d'être inférieur.

XXX

Déjà fragilisée et au centre des souffrances et des peines de toute nature quand il s'agit de porter et d'assumer les symboles de la maternité, y compris même dans les couples que l'on pourrait qualifier de normaux et d'équilibrés, la femme est presque, voire systématiquement culpabilisée dès lors que son sort de mère glisse dans le drame ou la désolation. Il ne faudrait surtout pas croire que les humiliations et les récriminations proviennent des seuls hommes, elles sont aussi le fait d'autres femmes. Tenez, l'ambiance dans les salles d'accouchement peut donner à réfléchir à tous ceux qui voient le monde comme un univers de lumières tendres et les sages-femmes comme des anges de la délivrance de la souffrance féminine. Je ne veux pas dire que les images vécues personnellement dans ces lieux, sont collées uniquement à l'Afrique, et dénotent les défaillances dans notre système de santé, et ensuite dans le système de gouvernance et la nature des régimes politiques. Il s'y passe des choses bizarres, vexantes et choquantes. Personne ne peut vraiment deviner avec certitude ce qui trotte dans la tête de certaines infirmières accoucheuses. Les gestes, les regards, les paroles, les petites phrases aigres-douces souvent distillées à dose homéopathique vous interpellent. Et quand il faut pousser le bouchon à l'extrême, alors cela vous donne les développements langagiers ci-après :

« Allez, lève-toi,

Place-toi bien,

Et surtout, cesse de te plaindre,

Tu viens crier ici, mais qui t'a envoyée ?

N'as-tu pas décidé de faire l'enfant ?

Ah oui, tu aimes bien te faire b…ser,

Et maintenant tu en pleures les conséquences,

En tout cas, ne crie plus ici,

Laisse-nous faire notre travail,

Quand c'était sucré avec ton mec, tu ne te plaignais pas ».

Ce ne sont là que quelques bribes de ce que j'ai pu découvrir moi-même à l'occasion de la naissance de ma première fille. Les dames lorsqu'elles arrivent dans les maternités en travail, sont dans diverses préparations et dispositions. Certaines sont vraiment à l'envers dans tous les sens du terme, et se tordent de douleurs comme si elles n'allaient pas survivre. Avec les conditions plus que précaires de nos structures de santé, elles courent de nombreux risques pour elles-mêmes et pour le bébé à naître. Ce sont des moments très durs, difficiles, exceptionnels de passion, de pression et d'émotions ; des moments à ne pas vivre si l'on n'est pas franchement outillé moralement et psychologiquement pour supporter les peines d'autrui ; des moments aussi, pour des personnes bien constituées mentalement, des hommes et des maris responsables et honnêtes, qui font naître le vrai amour. J'ai toujours estimé que voir une femme donner la vie et la violenter plus tard, c'est porter dans son gène, des déformations incorrigibles de criminel.

Ainsi donc, parce qu'elle s'est adonnée à un besoin naturel, à un jeu d'amour, à une expression logique de copulation qui fait de la femme et de l'homme des partenaires pour la vie et pour la famille, c'est elle la coupable, c'est elle la responsable de ses peines, de ses douleurs. Le raisonnement est bien curieux, mais c'est justement cela qui est au centre de notre inquiétude pour nos sociétés qui résistent à la transformation et à l'avancement vers l'éradication de la barbarie qui engendre tous les préjudices au détriment de la femme.

Last but not least, allons chercher à comprendre pourquoi c'est encore la femme qui se retrouve le plus souvent abandonnée avec les enfants, même quand la relation et surtout la décision de les faire a été débattue et consentie par les deux partenaires. Triste que de reconnaître que l'homme serait presque né et fabriqué avec un sac de mensonges, une âme de méchanceté, de délinquant et de prédateur ingrat. Toutes les sociétés sont touchées, les plus développées comme les moins développées. Dans les années 70, une étude faite aux États-Unis montrait déjà que près de 65 % d'enfants noirs et 30 % d'enfants blancs grandissaient dans des familles monoparentales où la mère tenait également le rôle de père. Bien évidemment, la conclusion tendait à établir que la pauvreté était un facteur, c'est-à-dire que plus on est pauvre, plus la femme se retrouvera très vite seule. Oui, mais nous tenons pour mauvais, voire inacceptable, que cette chose existe, avec ou sans la pauvreté. Aucun enfant ne devrait grandir dans ces conditions, s'il est démontré que le phénomène tient à l'irresponsabilité, la fuite ou l'abandon conscient des charges entre les mains de la mère seule.

Je veux maintenant évoquer ces cas où l'homme s'est tout bonnement éclipsé, en arguant de son incapacité à faire face aux charges que génèrent l'éducation, la protection et les soins d'un enfant. Même ici, j'ai entendu tourner et retourner les mêmes arguments injurieux, humiliants et culpabilisants. Pourquoi, pourquoi, pourquoi as-tu accepté de faire l'enfant ou des enfants avec celui-là ?

Deux cas d'école que j'ai rencontrés et que j'ai accepté de porter, de protéger et de gérer exactement comme ce petit garçon que j'ai pris en charge, le petit Lionel.

Le premier cas, c'est celui de Kamajou, mère de triplés.

Le deuxième cas, c'est le celui de Elanga, mère de jumeaux.

Kamajou est une jeune fille apparemment sans histoire qui se débrouille tant bien que mal dans la fournaise des quartiers populaires de Douala. Elle n'a pas eu la chance d'aller loin à l'école, faute de moyens et surtout, faut-il le souligner, faute de parents aisés Elle est le prototype des produits des familles nombreuses que la polygamie a contraints à une précarité ravageuse. Pour autant, elle va se décider à sortir du lot, à se prendre véritablement en charge par tous les moyens. Habile vendeuse et précieuse économe, elle fait du petit commerce son va-tout, et cela lui réussit. Mais comme toujours, comment rester seule ? Comment ne pas se faire un petit ami ? C'est ainsi qu'elle a beau jurer que son mari c'est son commerce, elle s'abandonnera bientôt dans les bras d'un quidam qui parle plutôt bien.

Voilà, une jeune femme qui tient ce que l'on appelle couramment une caisse, c'est-à-dire une boutique amovible sur un petit étal fixe, mais que l'on monte le matin et démonte un peu tard le soir, disons dans la nuit, puisque certains des tenanciers sont à leur poste de travail jusqu'à une heure tardive de la nuit. La clientèle est trop souvent la même, des gens du coin ou des gens qui passent toujours par là sur le chemin de retour. Et quand ce n'est pas ainsi, c'est encore mieux, devant des débits de boissons et des endroits de forte concentration humaine. C'est dire que les gens se connaissent forcément, à tel point que propriétaires des caisses et clients nouent facilement des relations de confiance. Pauline vend un peu de tout, en plus des crédits de téléphone mobile. C'est dans cette atmosphère qu'elle va connaître Obanga, connaître pleinement puisqu'à force de petits entretiens qui deviennent de plus en plus profonds et touchent à la condition personnelle de chacun, une affection s'est développée. D'abord coincée dans son idée de ne pas faire d'enfant sans un mariage en bonne et due forme, notre sœur va bientôt se convaincre qu'après tout, « l'être humain ne saurait refuser ce que Dieu donne ».

En fait, les deux jeunes gens sont d'accord qu'un enfant ne ferait pas tant de mal, bien au contraire, il aiderait à la consolidation de leur amour. Ils sont alors certains que naissance s'il y a, cela cimenterait en quelque sorte leur engagement pour préparer le passage devant le maire qui ne deviendrait plus à terme qu'une formalité. La confiance règne donc, même si par moments Pauline se pose des questions, notamment sur les risques qu'elle prend de renoncer à ses propres plans initiaux qui ont toujours été qu'elle économise d'abord deux millions pour s'acheter un terrain, avant de penser vraiment à un enfant. Fervente croyante, il n'entre pas dans ses rêves, même les plus fous, de penser à un avortement. La méthode de contraception est ici naturelle, c'est-à-dire la tenue d'un calendrier parfaitement fiable sur son cycle menstruel.

Obanga, quant à lui, n'a pas cessé de jurer sur tous les toits son amour pour celle qui apparaît dorénavant comme son bras droit. Chaque jour, il passe voir Kamajou avant de se rendre à son travail de chauffeur dans une société située dans l'enceinte portuaire, et dès qu'il a raccroché sa blouse et parqué sa camionnette, il fonce se coller à elle. C'est un jeune homme de 30 ans consciencieux, responsable à l'extrême, puisqu'il en administre la preuve par son dévouement en se préoccupant des moindres soucis de sa partenaire. Pour ses origines, il a été orphelin de père top tôt, puisque son papa, chasseur de profession au village meurt des suites d'une morsure de serpent alors qu'il n'a que cinq ans. C'est un oncle maternel qui le recueille à Douala dès l'âge de dix ans.

Mais voilà, ce qui devait arriver arriva. Durant toute la grossesse, les deux amoureux n'ont jamais fait d'échographie, se fiant simplement à un infirmier qui a ouvert un centre de santé dans le quartier. Par ailleurs, Kamajou, qui est de forte corpulence, a eu une grossesse plutôt tranquille, sans la moindre gêne, au point de susciter admiration et félicitations de ses amies qui lui prédisaient des tas de désagréments à cause de son statut de primipare. Rappelons au passage que plus de trois quarts des grossesses ne font l'objet d'aucun suivi en milieu hospitalier réel, et quatre cinquièmes des accouchements se font sans l'assistance d'un médecin gynécologue et n'en parlons même plus du pédiatre. C'est purement à l'aveuglette que l'on croit que Dieu est celui qui a donné l'enfant et devrait par conséquent veiller au bon déroulement des opérations, du début à la fin du processus qui dure neuf mois.

Le jour de l'accouchement, la surprise est au rendez-vous. Pauline est à la une des commentaires à l'hôpital de district pour avoir donné naissance à des triplés, trois beaux petits garçons dont le plus costaud pèse juste deux kilogrammes. Pour les heureux parents, c'est tout sauf le parfait bonheur vraiment. Pendant que les gens défilent pour voir les nouveaux joyaux, des citoyens d'exception arrivés sur terre par la sorcellerie du Seigneur qui les a discrètement placés dans le ventre de cette débrouillarde sans grands moyens, les idées de certains autres sont ailleurs : on va faire comment ? Les premiers jours, les premières semaines, sont remplis de méditations et de sollicitations. La presse en parle, et les responsables du petit hôpital ont vite fait d'ameuter les responsables des affaires sociales pour plaider de l'aide en faveur de la pauvre famille. Du côté du père, le discours va commencer à évoluer. On entendra dans un premier temps qu'il est très heureux, mais pour ensuite commencer dans un deuxième temps, à vociférer de mille regrets et malchances. Il ne cesse de clamer qu'il demeure responsable, mais pas pour s'occuper de trois enfants qu'il trouve insupportable en l'état de ses moyens et possibilités.

Les jours se succèdent et ne se ressemblent pas. Du parfait amour, le couple va plonger dans la dislocation, parce qu'en effet, non seulement le projet de mariage vole en éclats, mais plus grave, Samuel a perdu son travail et fond dans la nature. Les enfants ont à ce moment-là deux ans. Kamajou mettra tout en œuvre pour survivre, collectant des aides de gauche à droite comme elle peut. Entre-temps, ses démarches auprès des pouvoirs publics ont tout de même ému la présidence de la République qui met à sa disposition une petite enveloppe de trois millions de francs CFA. Hélas, le délégué régional des Affaires sociales, un certain Ndjockat qui serait un cousin du ministre, chargé de lui remettre l'enveloppe, détournera une bonne partie et ne remettra que le dixième à la maman des triplés[1]. C'est lorsqu'elle n'en peut plus, quand la souffrance prend le pas sur la vie et transforme le quotidien de la petite famille monoparentale de quatre personnes en calvaire, que la presse se saisit de cette affaire en révélant toutes ses péripéties pitoyables. Il faut ici rendre un vibrant hommage à cette presse privée qui, en dépit de mille turpitudes et mille travers et cupidités, a joué, joue et jouera encore un rôle majeur d'émancipation, d'éveil et de lanceur d'alerte dans un contexte de système autocratique à propension liberticide, dictatoriale, misérabiliste, obscurantiste et enfin socialement et politiquement incorrect. C'est en effet le quotidien *le jour,* paraissant à Yaoundé, qui se chargea de ce travail.

Comme souvent, ma première réaction fut de tout mettre en œuvre pour entrer en contact avec Kamajou. J'ai donc chargé le coordonnateur régional pour le Littoral basé à Douala de la commission indépendante contre la corruption et la discrimination que j'ai fondée, de retrouver la

---

[1] J'ai appris par la suite que ce haut fonctionnaire des affaires sociales de l'État camerounais avait commis de nombreuses malversations de cette nature, et qu'il était également au cœur de certaines affaires de trafics d'enfants, y compris certaines que j'ai suivies personnellement à travers mon organisation à l'exemple des enfants Kileba.

jeune « Magni » au plus vite avant qu'elle ne sombre dans la dépression[2]. Deux jours seulement après avoir lu l'information dans la presse, j'entrai en contact avec Kamajou pour la rassurer de mon soutien et de mon aide autant que possible. Une semaine plus tard, j'étais assis avec elle et ses trois enfants dans une minuscule chambre à peine éclairée dans un marécage au quartier Bépanda, banlieue populeuse. C'était pathétique, digne d'un conte de fées. Comment pouvait-on abandonner une famille dans une telle misère ? J'avais le cœur à exploser, gonflé de colère et de pitié, de protestations et de désolation, de désespoir et de révolte. J'étais touché jusqu'aux os.

J'en viens donc au principal enseignement de cette affaire, le fait que le père des enfants ait fondu dans la nature, abandonnant toute la charge de la suite de la vie de ces précieux innocents à la maman. Pour Pauline, le chercher n'a plus aucun sens et n'entre pas dans ses préoccupations. Tout ce qu'elle a pu me dire, c'est qu'elle se sent trahie. Combien sont-elles dans ce cas ? Souffrances et misères de femmes au quotidien, souffrances et misères pour l'éternité. Voilà ce que cela représente véritablement. « Je me suis sacrifié pour apprêter un trousseau pour un enfant, mais pas pour trois », clamait-il nuit et jour, avant de disparaître comme un fantôme des océans. Et Pauline de clamer :

« Papa Shanda,

Moi j'aimais vraiment Samuel,

Je ne sais pas pourquoi il s'est comporté ainsi,

Il disait qu'il avait honte de voir les enfants manquer de lait,

Il avait honte de me regarder et il pleurait même,

Il est venu compliquer ma vie, c'est vrai,

Mais je suis contente d'avoir mes enfants, et je vais me battre,

Qu'il ne croie pas que je vais aller me jeter dans le Wouri avec les enfants,

Ce serait mentir à lui-même,

Je vais me battre,

À deux, on allait mieux s'en sortir, mais il est parti,

Je prie seulement pour que tu ne nous abandonnes pas aussi.

---

[2] Magni veut dire chez les Bamiléké, la maman des jumeaux.

C'est vrai que je compte d'abord sur mon commerce,

Fais-moi confiance papa Shanda, ça va aller ».

XXX

Un jour, alors que je suis recteur dans un établissement universitaire privé, mon assistante m'annonce la demande d'audience d'une étudiante qui souhaite me voir de toute urgence. C'était un lundi, or je ne recevais les étudiants que le mercredi et le jeudi. Je décide de faire exception comme j'en avais d'ailleurs pris l'habitude dans certaines situations. L'étudiante me dit exactement ce qui va suivre :

– Monsieur le Recteur, je ne viens pas pour moi-même,

Je viens vous voir parce que je sais que vous aidez beaucoup de gens,

Il y a une situation chez nous avec une locataire qui me fait tellement pitié.

– De quoi s'agit-il, ma fille ?

– Monsieur le recteur, il y a une jeune dame avec ses deux enfants, des jumeaux, qui loue une boutique dans notre immeuble familial. Elle est très forte pour la couture et elle confectionne essentiellement des robes de mariées, et les accessoires pour les obsèques.

– Alors qu'est-ce qui ne va pas avec elle ?

– Monsieur le recteur, depuis six mois, elle n'arrive plus à payer le loyer.

Non seulement elle fait face depuis quelque temps à une concurrence rude des produits chinois, mais en plus, ses deux enfants ont été malades et hospitalisés. Je l'ai sondée discrètement, et j'ai compris qu'elle est de bonne foi.

– Mais pourquoi ne l'aidez-vous donc pas à rester ?

– Monsieur le recteur, mon grand frère qui vit en Belgique est arrivé et ne veut rien savoir. Il lui demande de partir, même avec l'argent. Or, elle ne sait pas où aller. Elle est seule et c'est avec ce commerce qu'elle se nourrit et veille sur ses enfants qui n'ont que quatre ans.

– Que souhaitez-vous donc que je fasse ?

– Monsieur le Recteur, je souhaite que vous veniez voir ma famille et surtout ce frère qui vient de Belgique pour négocier un moratoire. Je souhaite tellement qu'elle reste là et se batte. Elle pourra payer par tranche et éponger sa dette.

En effet, l'histoire de cette jeune femme, allait autant me bouleverser que la première. Elle avait rencontré un jeune homme, peintre de son état et sans boulot fixe ; en somme un tâcheron qui navigue à vue, au gré des petits boulots dans les chantiers opportunistes. Moins de six mois après leur rencontre, ce divorcé du nom de Konga a dit à Elanga qu'il voulait un enfant pour solidifier leur relation, et elle lui a fait aveuglément confiance. Hélas, il lui a fallu juste le temps de s'assurer que sa copine était effectivement enceinte, pour disparaître sans laisser de traces. Du troisième mois de la grossesse jusqu'à l'accouchement, point de nouvelles, et point de téléphone. L'homme avait vraiment fondu dans la nature, laissant cette jeune fille de 28 ans dans des problèmes insoutenables. Avant la naissance des deux petits garçons, de très beaux jumeaux, Elanga n'avait jamais eu de soucis de quoi que ce soit, battante comme elle l'était, et efficace dans le placement de ses produits de couture d'ailleurs très recherchés.

Je pus effectivement négocier un moratoire avec la famille, mais pas pour plus de six autres mois. Je m'arrêtais de temps à autre pour voir cette jeune maman travailler avec ses deux enfants endormis ou jouant dans une sorte d'antichambre de sa boutique qui servait en même temps de cabine d'essayage. Elle en voulait beaucoup au père de ses enfants, et souhaitait vraiment que quelqu'un puisse prendre les devants pour le retrouver et l'obliger à partager les charges. Je décidai donc de commettre un détective privé pour les besoins de la cause. Le but était de mettre la main sur cet homme pour savoir ce qu'il avait franchement dans le cerveau. À trois reprises, et en dépit de sommes importantes et du temps investis, la bête nous échappa durant quatre mois. Un jour, une autre information sur sa localisation nous parvint. Cette fois, je pris le soin de déposer une plainte pour abandon de responsabilités familiales à la section sociale du commissariat central de Yaoundé. Une convocation fut servie à l'intéressé un jour à 7 h du matin, par un huissier de justice accompagné par un officier de police au moment où il sortait de son trou situé dans le quartier dit « Eleveur », dans la banlieue de Yaoundé. Mais au lieu de se présenter au commissariat, il prit des mesures pour disparaître de plus belle, en changeant de quartier à la hâte.

Combien sont-elles ?

Comment vivent-elles ?

Que pensent-elles profondément ?

Comment construisent-elles leur vie et celles des enfants ?

Parviennent-elles à pardonner ?

Devraient-elles pardonner ?

Comment sont les enfants qui en sortent ?

Ces enfants peuvent-ils être vraiment des enfants comme les autres ?

La société a-t-elle un rôle à jouer, si oui lequel ?

Mais de quelle société s'agit-il vraiment ?

S'agit-il des pouvoirs publics, ou de la société civile ?

La pire des choses, c'est quand un autre homme arrive, et doit gérer cette situation, gérer les enfants, offrir une alternative, combler un vide, effacer une absence, redonner un peu de vie en tenant pleinement le rôle de père.

L'expérience montre maintenant que rien n'est moins évident. Tout peut s'arranger pour le mieux, comme tout peut se gâter pour la plus grande désolation. On entend bien les mamans, lorsqu'elles sont encore jeunes et fraîches, faire de l'adoption sentimentale et de l'affection pour les enfants, une condition de toute nouvelle relation. L'homme qui vient doit se plier à cette conditionnalité, mais que ne voit-on pas ? Que ne vit-on pas ? Jamais on ne parvient à retrouver le vrai bonheur, et jamais on ne réussit véritablement à s'installer dans une condition de famille capable de reconstruire tous les liens sentimentaux et affectifs. Le risque le plus courant, c'est une sorte de tripartite, ou de bipartite tronquée. Dans les deux cas, personne n'est heureux. Alors on joue, et on drible les enjeux, chamboule de temps à autre les principes et les ambitions, sans jamais régler les équations intimes des cœurs brisés, des esprits en souffrance permanente.

C'est encore la femme, et toujours la femme, qui souffre le plus, qui endure et se sacrifie, sacrifie ce qu'elle a de plus cher personnellement et individuellement ou matériellement, simplement pour protéger ce qu'elle a de plus attachant et de plus inséparable, ses enfants, au nom de sa maternité naturelle sans laquelle, le genre humain tout court serait laissé sans protection, sans renouvellement et sans continuité.

Conclusion

Il est encore loin, très loin, le jour où il y aura unanimité, une réelle unanimité et non celle de façade avec laquelle on meuble les bonnes intentions, les kermesses, les fêtes, les colloques et les symposiums, sur l'urgente nécessité d'abandonner toute discrimination à l'égard de la femme. Les souffrances et les peines de la femme sont nombreuses, complexes et variées, mais le fil conducteur demeure le même, et consiste en un préjudice radical sur sa nature de mère créatrice et protectrice, dont résultent toutes les interprétations réductrices, marginalisantes et infantilisantes que l'on retrouve dans toutes les sociétés et dans toutes les cultures.

Pourtant, la reconnaissance élémentaire de la place irremplaçable de la femme dans le processus de la maternité, de la naissance, de la vie et de la continuité de l'espèce s'impose comme un acquis dont personne d'honnête et de sensé, ne saurait se passer, sans se remettre en cause en tant qu'être humain. Chacun demeure cependant libre d'avoir son opinion, de dégager des enseignements spécifiques de mon histoire, mes histoires, ces segments d'autobiographie familiale, mais je ne vois pas comment, après ces épreuves qui placent au centre de l'action, des préoccupations et des misères la gent féminine dans tous ses statuts et rôles, je peux me permettre de manquer de crier mon amour, mon affection et ma profonde reconnaissance pour mon épouse et pour la femme tout court.

Le docteur Oben, pétillant et intelligent médecin gynéco-obstétricien et dorénavant un ami extraordinaire, qui a suivi toutes les grossesses de mon épouse Dorothée, m'a dit un jour, que « *la douleur que les femmes connaissent au moment de l'accouchement est la plus cinglante, la plus cynique et la plus affolante qui soit dans leur vie, mais, curieusement, elles oublient vite, et sont pour la plupart prêtes à recommencer* ».

Cette déclaration venait en réponse à ma trop grande émotion et compassion, lorsque je lui évoquais les troublantes et démoralisantes péripéties du risque d'éclampsie qu'avait vécues Daa'da lors de la naissance de notre dernière fille. Je lui expliquais mon outrage presque, d'entendre la femme qui était passée par cette épreuve susceptible de provoquer sa mort, se dire disponible pour une autre grossesse, si je le lui demandais. Alors que pour moi, jamais je n'aurais imaginé recommencer, pour elle une autre épreuve relevait d'une sorte de logique maternelle dont la quintessence échappe à la constitution mentale de l'homme.

Sans doute qu'il faudrait au plus vite redresser et contrer avant de les battre en brèche, les argumentations selon lesquelles la femme seule ne donne pas naissance à un enfant, il faut bien qu'elle soit fécondée par l'apport d'un homme. Personne ne saurait nier cette évidence, mais seulement, quand on essaye d'en faire usage pour justifier tous les abus et autres passe-droits de mâle, cela devient une incantation satanique et une forme d'apologie du crime. Je m'amuse souvent à dire que si dans l'organisation naturelle des couples, il était possible que les grossesses soient portées à tour de rôle, donnant lieu à toutes les souffrances, à toutes les étapes et à toutes les emmerdes, la population de la planète serait très inférieure à ce qu'elle est. L'une des conséquences majeures serait que les pays pauvres ou très arriérés à l'instar des monarchies obscurantistes du Golfe où la condition de la femme est proche de celle d'esclave, auraient sans doute nettement moins de citoyens, les maternités seraient désertes, et les écoles de gamins manqueraient de candidats.

Dans les pays dits développés et avancés, les idées ont certes progressé grâce aux politiques ambitieuses qui ont su dépasser les discours pour développer des programmes et adopter des lois conséquentes qui octroient aux deux parents, presque les mêmes droits, les mêmes facilités et les mêmes privilèges pour assumer les responsabilités familiales, notamment l'encadrement et l'éducation des enfants, mais des montagnes de préjudices subsistent. Tenez, une femme a plus de chance de perdre son emploi qu'un homme à cause de ses responsabilités familiales. En temps normal, les écarts de traitement dans la société et au travail sont déjà criants et difficilement contournables. Avec la maternité, les choses se compliquent et se corsent. Accoucher c'est prendre un risque de perdre la main, de se voir rangée de côté, d'être éjectée tranquillement, voire malicieusement du train de la production et du circuit de décision. Les expériences de connaissances européennes et américaines témoignent d'une violence presque pandémique dans les grandes firmes, lorsqu'il s'agit de garantir une certaine égalité à l'accès aux postes de décision, de même qu'aux avantages qui s'y rapportent. Dans certaines entreprises, grandes et petites, l'alternative semble même être entre le poste de travail et la maternité. Ne tombez pas enceinte et on fait avec vous, ou tombez enceinte et nous faisons sans vous, vous nous foutez la paix. Dans ces conditions, les lois qui instaurent des années sabbatiques et autres incitations, y compris avec des possibilités de formation en vue de possibles reconversions, ne changent pas vraiment grand-chose. Les discriminations et les préjudices, à cause de la maternité, demeurent et résistent avec une troublante éloquence.

Malgré ce tableau plutôt très sombre et désespérant, il faut saluer des exemples qui parlent, des symboles qui gravent la mémoire des luttes pour les droits des femmes et le respect que l'humanité leur doit. Ainsi en est-il de l'exemple de la Tunisie ou encore du Rwanda et de l'Île Maurice, tous des pays où la parité homme-femme est scrupuleusement protégée par la loi et appliquée avec rigueur dans presque toutes les activités et la vie de la cité. Il faut encore saluer la décision du président français Emmanuel Macron, de faire entrer Simone Veil, ancienne ministre de la Santé et première présidente de la commission de l'Union européenne au panthéon, pour son action résolue en faveur de la libération de la femme qui a conduit à la loi Veil qui porte son nom, loi qui a rendu à la femme le contrôle de son corps et de son destin maternel, en légalisant l'avortement.

Depuis, la science a avancé et les laboratoires ont mis au point la pilule du lendemain, après l'échec retentissant et explicable du préservatif féminin d'une part, et les très nombreux désagréments et accidents causés par la pilule quotidienne, le stérilet et les implants d'autre part. Peut-être faudrait-il signaler que si la pilule du lendemain est en vente libre dans presque tous les pays du monde, l'avortement demeure traité comme un crime donnant lieu à des peines sévères d'emprisonnement dans beaucoup de pays.

Mais quoi qu'il advienne, le monde évolue et change, obligeant même les esprits les plus tordus et les plus rétrogrades à s'adapter d'une manière ou d'une autre, et poussant les sociétés fermées et théocratiques à s'ouvrir aux revendications et demandes des femmes pour une citoyenneté pleine et entière. La bonne nouvelle, c'est que les femmes peuvent déjà aller au cinéma et conduire, conduire un véhicule et aller assister à un match de football en Arabie saoudite, un des pays les plus fermés aux droits des femmes, mais malgré tout grand allié des États-Unis et de l'Europe. N'en déplaise à tous ceux qui voudraient exiger un peu de cohérence dans la conduite des relations internationales. Le royaume saoudien reste le meilleur partenaire stratégique que les Occidentaux, champions toutes catégories quand il faut dénoncer les violations des droits de l'Homme, entretiennent comme la prunelle de leurs yeux. Du sort des femmes dans cette mafia de vente des armes et d'autres trafics insolents, on s'en balance, elles n'ont qu'à subir la foudre des obscurantistes en toute impuissance ou crever.

Au moment où je m'apprête à déposer ma plume, comment ne pas exprimer une profonde déception, en écoutant les nouvelles tristes qui arrivent des quatre coins du monde, concernant toujours plus de préjudices et de crimes contre les femmes. Tenez : au Brésil, selon une vidéo sur la toile ce vendredi 10 août 2018, un professeur de biologie de 36 ans, du nom de Luis Felipe Manveiler a battu à mort sa jeune épouse, une avocate de 29 ans, avant de la balancer ensuite par-dessus le balcon de leur appartement situé au cinquième étage. La jeune dame aurait crié et imploré les secours durant de longues minutes, mais en vain. Personne dans le voisinage n'est intervenu. La police est arrivée après pour ramasser le corps qui gisait dans la rue au pied de l'immeuble. À cette occasion, les médias brésiliens ont révélé qu'une femme meurt toutes les deux heures dans ce pays, des suites de violences infligées par son époux.

Ailleurs, en Argentine, le Sénat a rejeté la loi sur la légalisation de l'avortement, avalisant ainsi de façon implicite, la continuité des avortements clandestins qui entraînent le décès de milliers de femmes annuellement. Pour tout commentaire, on prétend que c'est un pays profondément catholique, et que le pape François, lui-même Argentin, aurait pesé dans le débat pour orienter le choix de ces élus. Enfin, au Niger, une adolescente sur sept meurt des suites des complications de la grossesse, généralement des grossesses non désirées./.

TABLE DES MATIÈRES

SCIENCES HUMAINES ET SOCIALES, LETTRES AUX ÉDITIONS L'HARMATTAN

Dernières parutions

SOCIOLOGIE DE L'ACTION HUMANITAIRE EN CÔTE D'IVOIRE

Hervé Cyrille Tivoly

La fabrique de l'action humanitaire en Côte d'Ivoire se heurte à des politiques migratoires qui agissent sur les modalités d'intégration des réfugiés, contraints à diverses formes de transformations sociales. Explorant les notions de sécuritisation et de citoyenneté, cet ouvrage contribue aux études sur les migrations forcées en Afrique de l'Ouest à travers ce cas d'étude et présente les manières de repenser les dispositifs institutionnels en matière d'urgences humanitaires et de prévenir les programmes de développement d'après-crises.

(Coll. Harmattan Côte-d'Ivoire, 278 p., 29 euros)

ISBN : 978-2-343-14831-1, EAN EBOOK : 9782140105548

LES IMAGES DU SACRÉ IMPORTÉ ET LE SYSTÈME DE CROYANCES BAMILÉKÉ

Une relation de collision ou de collusion ?

Ismaïla Datidjo

Cet ouvrage interroge l'histoire des images dans le judaïsme, le christianisme et l'islam religions qui divergent sur la représentation du sacré. Le catholicisme, chez les Bamiléké, occupe 53 % de l'espace religieux qui inclut protestantisme et religion ethnique, avec laquelle il rivalise sur le recours aux différentes images du sacré par leurs adeptes. Les crânes exhumés des morts, autour desquels pivote le système de croyances bamiléké, sont sacralisés. Ils s'opposent aux images du Christ et autres éléments qui se rapportent au sacré chrétien, lequel, en pays bamiléké, est importé et se distingue du sacré ethnique.

(Coll. Harmattan Cameroun, 216 p., 22 euros)

ISBN : 978-2-343-15761-0, EAN EBOOK : 9782140105463

L'APRÈS-MIDI SERA COURTE

Plaidoyer pour le droit à l'euthanasie

Nadia Geerts

« Tout est bien » : telle était ma conviction profonde en accompagnant Maman dans sa demande d'euthanasie. Tout est bien quand la loi, comme en Belgique, reconnaît aux individus le droit de disposer de leur vie, jusqu' à y mettre fin. Car pourquoi notre vie devrait-elle être sacrée ? Il y a derrière la question de l'euthanasie un véritable enjeu de liberté individuelle, et donc de laïcité. C'est sous cet angle qu'il faut examiner le rôle du médecin : ni simple exécutant, ni volonté se substituant au malade, il s'agit de la main amie qui permet l'accomplissement de la volonté mûrement réfléchie et clairement exprimée de son patient, et ce dans des conditions de dignité.

(Coll. Débats Laïques, 170 p., 18 euros)

ISBN : 978-2-343-16181-5, EAN EBOOK : 9782140105609

ANTHROPOLOGIE DE LA SANTÉ INFANTILE EN MAURITANIE

Taire et soigner

Hélène Kane

En Mauritanie, l'accès aux soins et la prise en charge des enfants malades constituent une problématique majeure pour la santé publique. Les interprétations des maux infantiles, les perceptions de l'offre de soins, les relations de parenté sont envisagées comme autant de configurations qui modulent l'accessibilité des différentes options thérapeutiques. Cet ouvrage propose une incursion dans les milieux au sein desquels les enfants vivent et se soignent. Confrontés à de cruelles difficultés financières, les parents s'efforcent de négocier l'itinéraire thérapeutique de leur enfant. Ce faisant, afin de préserver l'enfant d'un discrédit social, ils taisent la maladie et musèlent certaines expressions des maux.

(Coll. Anthropologies & Médecines, 274 p., 28,5 euros)

ISBN : 978-2-343-15964-5, EAN EBOOK : 9782140104787

LES ÉTUDES FRANÇAISES ET LES HUMANITÉS DANS LA MONDIALISATION

Sous la direction d'Emmanuel Fraisse

Si les « études françaises » sont au coeur de cet ouvrage, c'est que le « français » - langue, littérature, histoire et culture - constitue un bon indicateur des défis que doivent aujourd'hui relever les humanités dans leur ensemble. Venus de quatre continents, les contributeurs ici rassemblés s'interrogent tout à la fois sur la place du français et des langues dans l'enseignement supérieur et sur les évolutions présentes et à venir des humanités prises au sens large. Quel est l'avenir des études littéraires ?

(Coll. Logiques sociales, 242 p., 24,5 euros)

ISBN : 978-2-343-15989-8, EAN EBOOK : 9782140104466

EUGÈNE-LOUIS DOYEN

Chirurgien génial et scandaleux de la Belle Époque

Philippe Scherpereel

Doué d'une dextérité et d'une rapidité d'exécution qui en font un chirurgien exceptionnel, Eugène-Louis Doyen s'intéresse à tous les aspects de la chirurgie, à l'infectiologie et à l'asepsie, au cancer et invente une quantité incroyable de matériels de chirurgie et d'anesthésie. Admiré autant que jalousé par ses confrères, il ne sera jamais universitaire malgré ses contributions majeures à l'enseignement par la rédaction d'ouvrages et la création du cinéma médical. Il servira de modèle à des personnages de romans de Marcel Proust et de Léon Daudet, sera l'objet de multiples caricatures et sera partie prenante à plusieurs procès. Personnage flamboyant, inventeur génial, chirurgien exceptionnel, il peut être considéré comme un précurseur de la chirurgie moderne.

(Coll. Médecine à travers les siècles, 114 p., 13,5 euros)

ISBN : 978-2-343-16126-6, EAN EBOOK : 9782140105210

RATIONALITÉ EN PHILOSOPHIE DES SCIENCES

Une démarche zététique en épistémologie, logique et mathématiques

Elie Volf, Michel Henry

Préface d'Evariste Sanchez-Palencia, de l'Académie des Sciences

Cet ouvrage vise à approfondir les fondements de la rationalité en philosophie des sciences pour montrer ce qu'une pensée rationnelle peut apporter à la démarche scientifique, pour mieux analyser un raisonnement ou les résultats d'une expérience. Il s'agit d'une étude des différentes méthodes de raisonnements. L'histoire des mathématiques fait l'objet d'un chapitre riche montrant l'évolution de la pensée logique. Par leur approche zététique et épistémologique, les auteurs ont souhaité que la pensée rationnelle ne s'efface pas sous l'attrait de certaines dérives contemporaines.

(Coll. Ouverture Philosophique, 242 p., 25,5 euros)

ISBN : 978-2-343-15576-0, EAN EBOOK : 9782140104763

CLAUDE NOUGARO : LA BÊTE EST L'ANGE

Imaginaire et poétique

Nouvelle édition revue et augmentée

Laurent Fourcaut

Auteur-interprète, Claude Nougaro est aussi un poète à part entière. Ses textes s'alimentent à une puissance de désir qui l'apparente à des artistes comme Victor Hugo ou Picasso. Ce livre s'attache à décrire les structures de l'imaginaire d'un univers poétique généreux et baroque. L'oeuvre de Nougaro se laisse définir comme une entreprise pour conférer la forme adéquate aux forces du bas - forces du corps, des parias, du désir. Cette structure caractérise donc aussi la poétique de l'artiste : la plasticité sensuelle du travail des mots, le tissage serré, amoureux, des métaphores permettant l'émergence de formes textuelles régénérées.

(Coll. Espaces Littéraires, 170 p., 18 euros)

ISBN : 978-2-343-15827-3, EAN EBOOK : 9782140104381

CONCEPT WEBERIEN "ÉTHIQUE PROTESTANTE - CAPITALISME" ET CONTEXTE DE PAUVRETÉ

Le cas malgache

Intégration épistémologique de la pensée complexe dans une approche par l'histoire de la pensée et l'institutionnalisme économiques

Aina Andrianavalona Razafiarison

L'étude du concept de Max Weber « éthique protestante-capitalisme » dans un contexte de pauvreté est un double défi. D'abord parce que cet ouvrage propose d'intégrer Weber dans la lignée des économistes. Son affiliation à l'institutionnalisme économique déterminera le canevas de l'analyse de la pertinence de sa théorie dans un contexte de pauvreté du cas malgache. Ensuite car l'évident paradoxe soulevé par l'influence majeure de la religion chrétienne et protestante sur la société malgache, face à une pauvreté ambiante concomitante à un capitalisme embryonnaire, semble remettre en question la présente étude.

(Coll. Logiques sociales, 290 p., 29 euros)

ISBN : 978-2-343-13809-1, EAN EBOOK : 9782140105401

CULTURE SOCIALE DE L'AUMÔNE ET PHÉNOMÈNE DES ENFANTS DES RUES AU SÉNÉGAL

Pascal Sène

Préface de Jean-Claude Angoula

Les enfants des rues dont il est question dans ce livre sont ceux qui vont à la recherche de l'aumône. Ils en reçoivent, mais n'en bénéficient pas ; ils n'ont pas, ou rarement, la possibilité de quitter la rue, et demeurent dépendants de leurs « maîtres » qui les envoient. En clarifiant comment l'aumône exerce une capacité d'action dans le maintien des enfants dans les rues des grandes agglomérations sénégalaises, l'auteur contribue à la compréhension d'un ensemble complexe de facteurs internes empêchant les pays émergents de surmonter leurs obstacles.

(Coll. Études africaines, 298 p., 31 euros)

ISBN : 978-2-343-14476-4, EAN EBOOK : 9782140105012

LES RAPPORTS ENTRE CASTES DANS L'HIMALAYA INDIEN

Alice Van den Bogaert

Fruit d'un travail de terrain de longue durée, cette ethnographie explore les rapports entre castes à partir des discours sur le corps et ses fluides dans une vallée d'Himachal Pradesh (Himalaya indien). C'est surtout l'impureté symbolique des femmes et des basses castes qui traverse toute l'analyse, montrant ainsi comment les corps sont symboles et instruments de discrimination, mais également de résistance, de négociation et de transformation sociale.

(Coll. Populations et trajectoires, 386 p., 38 euros)

ISBN : 978-2-343-15380-3, EAN EBOOK : 9782140105180

LOUIS-PHILIPPE DALEMBERT

Entre vagabondage et humanisme

Daniel-Henri Pageaux

Avec huit romans en français et un titre en créole publiés à ce jour, Louis-Philippe Dalembert, romancier et poète venu d'Haïti, a imposé un style propre, mêlant à la poésie et à l'humour une profonde foi dans l'homme. Ce volume collectif, rassemblant une douzaine de contributions, lui rend un premier hommage en alliant thématique et chronologie, monographies et perspectives de synthèse. Deux thèmes majeurs y sont abordés : le vagabondage, géographique, mais aussi existentiel et poétique et l'humanisme.

(Coll. Classiques pour demain, 268 p., 28 euros)

ISBN : 978-2-343-15494-7, EAN EBOOK : 9782140104893

LES CHEFFERIES TRADITIONNELLES BETI AU CAMEROUN

Vincent de Paul Ndougsa

Préface de Jacques Deboheur Koukam

Cet ouvrage est une réflexion sur le déclin du pouvoir traditionnel en Afrique. Il retrace le rayonnement passé de ces chefferies qui ont servi d'arrière-plan à l'administration publique et qui ont grandement oeuvré pour l'indépendance du Cameroun. L'auteur relève un revirement de ces pouvoirs culturels qui se sont dénaturés dans le copinage avec le pouvoir politique. Cette confusion de rôles et de positionnements va entraîner un effritement progressif des cultures beti.

(Coll. Harmattan Cameroun, 244 p., 24,5 euros)

ISBN : 978-2-343-16105-1, EAN EBOOK : 9782140105173

CONGRÉGATIONS CATHOLIQUES ET SANTÉ AU SÉNÉGAL (1819-2018)

Madeleine Sène

Au Sénégal, depuis près de deux siècles, des congrégations catholiques oeuvrent dans des dispensaires ruraux. Ce livre, première synthèse sur le sujet, retrace l'histoire depuis les premiers dispensaires et met en pleine lumière une réalité méconnue. Les enquêtes de terrain quantitatives et qualitatives originales réalisées par l'auteure apportent des informations détaillées sur les caractéristiques sociodémographiques des villages étudiés et les besoins de leurs populations en matière de santé. Elle analyse l'éventail des interventions : lutte contre les maladies endémiques ; éducation sanitaire ; promotion de bonnes pratiques nutritionnelles ; mesures d'assainissement de base ; consultations de médecine générale et de protection maternelle et infantile ; activités des laboratoires d'analyse.

(Coll. Populations, 236 p., 24 euros)

ISBN : 978-2-343-16013-9, EAN EBOOK : 9782140105081

LA SOCIÉTÉ ÉMANCIPATRICE

Charles Maurice

La culture humaine en ce début de XXIe siècle est marquée de profonds déséquilibres environnementaux et sociaux. La transformation radicale des sociétés sur des bases de justice sociale apparaît comme la condition pour que le genre humain poursuive son processus de libération et soit enfin fidèle à la démarche éthique qui le singularise. Pourtant, les révolutions ont toutes échoué. Les adversaires de l'exploitation de l'homme par l'homme sont affaiblis et désorientés. Ils ont du mal à s'opposer aux politiques libérales antisociales. Comment galvaniser les résistances ? Est-il possible de refonder l'idéal émancipateur ? Que devrait être une société émancipatrice ?

(Coll. Ouverture Philosophique, 186 p., 19,5 euros)

ISBN : 978-2-343-16150-1, EAN EBOOK : 9782140105159

LA GAUCHE ET LA RACE

Réflexions sur les marches de la dignité et les antimouvements décoloniaux

Manuel Boucher

Comment est-il possible qu'une partie de la gauche reprenne à son compte un vocabulaire racialiste et culturaliste, celui de la distinction entre « Blancs », « Noirs » et « Musulmans » contraire aux idées humanistes et universalistes au coeur des combats de la gauche ? En reconnaissant la grille de lecture raciale mobilisée par les militants postcoloniaux dans les luttes contre les oppressions et dominations, la gauche ne participe-t-elle pas à remettre en question son identité rendant celle-ci aveugle à la diversification des formes d'autoritarisme et d'identitarisme au sein des sociétés multiculturelles ?

(Coll. Recherche et transformation sociale, 284 p., 29 euros)

ISBN : 978-2-343-16011-5, EAN EBOOK : 9782140104282

Structures éditoriales du groupe L'Harmattan

L'Harmattan Italie
Via degli Artisti, 15
10124 Torino
harmattan.italia@gmail.com

L'Harmattan Hongrie
Kossuth l. u. 14-16.
1053 Budapest
harmattan@harmattan.hu

L'Harmattan Sénégal
10 VDN en face Mermoz
BP 45034 Dakar-Fann
senharmattan@gmail.com

L'Harmattan Cameroun
TSINGA/FECAFOOT
BP 11486 Yaoundé
inkoukam@gmail.com

L'Harmattan Burkina Faso
Achille Somé – tengnule@hotmail.fr

L'Harmattan Guinée
Almamya, rue KA 028 OKB Agency
BP 3470 Conakry
harmattanguinee@yahoo.fr

L'Harmattan RDC
185, avenue Nyangwe
Commune de Lingwala – Kinshasa
matangilamusadila@yahoo.fr

L'Harmattan Congo
67, boulevard Denis-Sassou-N'Guesso
BP 2874 Brazzaville
harmattan.congo@yahoo.fr

L'Harmattan Mali
Sirakoro-Meguetana V31
Bamako
syllaka@yahoo.fr

L'Harmattan Togo
Djidjole – Lomé
Maison Amela
face EPP BATOME
ddamela@aol.com

L'Harmattan Côte d'Ivoire
Résidence Karl – Cité des Arts
Abidjan-Cocody
03 BP 1588 Abidjan
espace_harmattan.ci@hotmail.fr

L'Harmattan Algérie
22, rue Moulay-Mohamed
31000 Oran
info2@harmattan-algerie.com

L'Harmattan Maroc
5, rue Ferrane-Kouicha, Talaâ-Elkbira
Chrableyine, Fès-Médine
30000 Fès
harmattan.maroc@gmail.com

Nos librairies en France

Librairie internationale
16, rue des Écoles – 75005 Paris
librairie.internationale@harmattan.fr
01 40 46 79 11
www.librairieharmattan.com

Librairie l'Espace Harmattan
21 bis, rue des Écoles – 75005 Paris
librairie.espace@harmattan.fr
01 43 29 49 42

Lib. sciences humaines & histoire
21, rue des Écoles – 75005 Paris
librairie.sh@harmattan.fr
01 46 34 13 71
www.librairieharmattansh.com

Lib. Méditerranée & Moyen-Orient
7, rue des Carmes – 75005 Paris
librairie.mediterranee@harmattan.fr
01 43 29 71 15

Librairie Le Lucernaire
53, rue Notre-Dame-des-Champs – 75006 Paris
librairie@lucernaire.fr
01 42 22 67 13

www.ingramcontent.com/pod-product-compliance
Lightning Source LLC
LaVergne TN
LVHW010942061026
849535LV00007B/2530
* 9 7 8 2 3 4 3 1 6 3 6 2 8 *